Dr. Yoko の睡眠マネジメント

眠るほど、ぐんぐん仕事がうまくいく

日本睡眠科学研究所顧問医師
心陽クリニック(本郷睡眠センター)院長

石田陽子

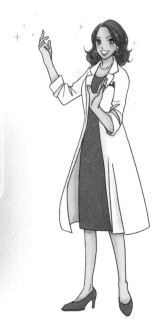

文芸社

はじめに

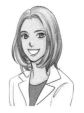

近年、「ウェルビーイング（Well-being）」という概念が大きく注目されています。

本書は、「働く人のウェルビーイング」を実現するための「睡眠マネジメント」の指南書です。企業が「働く人のウェルビーイング」に投資して、企業の業績や社会的価値を高める経営戦略が健康経営です。だから「睡眠マネジメント」は、個人のウェルビーイング実現のみならず、企業の健康経営にも役立ちます。

ウェルビーイングは、「LIFE is WELL.」の進行形なので、【生命・生活・人生が、よい状態であること】を指します。本質的な生命活動である睡眠のマネジメント次第で、皆様の生命・生活・人生は、よい状態で持続します。

働く皆様は、日々ウェルビーイングを目指して、通常業務に励むだけでなく、資格試験の勉強、語学の学習など、さまざまな自己啓発によって自らのキャリアを高め続けていることでしょう。そしてスポーツや芸術などの趣味に没頭したり、おいしいお酒や食事を友人や恋人、家族などと楽しんだり、あるいは何もしない時間をまったり満喫したりして、幸福感や満足感など主観的なウェルビーイングを感じていることでしょう。

ところが、1日は24時間しかありません。ウェルビーイングによさそうな行動は、仕事に自分磨きにリフレッシュに……と、たくさんあり、何をするにも時間がかかります。だからこ

そ、単位時間当たりの生産性の向上は、働く人にとってウェルビーイングにつながる近道です。

時計が刻む時間は、万人に平等な社会のルールです。現実に適合しないルールは形骸化しますが、4,000年以上も世界中で守られ続けている時計のルールは、それだけ妥当性が高く普遍的だといえるでしょう。

経済学では、1日24時間のうち、有業者（働く人）が仕事をしていない時間を「余暇」と表現することがあります。

本書で私は、未来のウェルビーイングのために、現在の余暇をできるだけ睡眠に当てることが最善の策だと主張し、その根拠を説明します。

「とにかく、たくさん、寝ること」が基本ですが、もちろん単位時間当たりの睡眠の価値を最大限に高めるコツもたっぷりお伝えします。

「余暇を睡眠に当てるなんてもったいない！」と感じる方こそ、「睡眠マネジメント」に挑戦してください。

私は睡眠を専門とする臨床医であり、産業医です。心陽クリニックでは通常診療として睡眠外来で、株式会社心陽では産業医のほか、「スリープ DX プログラム」や「マイ★ミー（My Well-being for Me)」などの個人向けサービス、および睡眠健診やセミナーなど企業向けサービスの提供、歯科医科連携ネットワークの事務局などを通して、個人や集団の睡眠衛生を増進

はじめに

するお手伝いをしています。

　巷にあふれるウェルビーイングや睡眠の領域の情報に、ポピュラー・サイエンス（科学的に検証されていない都市伝説）が多く、シュード・サイエンス（真実と正反対の偽情報）も紛れていることが気になり、睡眠というすばらしい生命活動に関する信頼に足る本物の情報をお届けしたくて、筆を執りました。

　私の提唱する「睡眠マネジメント」は、リアル・サイエンスに基づく「エビデンス（科学的根拠）」と専門職実務経験を活かした「バリディティ（妥当性）」を兼ね備えています。

　つまり、人間の睡眠について、科学的に明らかになっているさまざまな法則を、各自のライフスタイルや価値観に合わせて賢く利用する具体例をお伝えして、リアル・ライフ・ウェルビーイングを支援します。

　ウェルビーイングは概念であり、人々は多様ですから、もちろん、あなたにとってのウェルビーイングと私にとってのウェルビーイングは異なります。

　ウェルビーイングの価値観は無限に多様ですが、真に優れた「睡眠マネジメント」は、あらゆる価値観に対してユニバーサルに効果を発揮します。

　その秘密を、紐解いていきましょう。

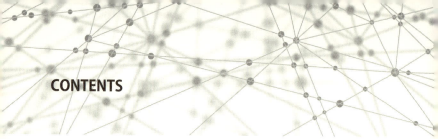

CONTENTS

はじめに ………………………………………………… 3

第1章　睡眠と生産性
睡眠と私 ………………………………………………… 10
睡眠とウェルビーイング ……………………………… 22
日本の睡眠時間の特徴 ………………………………… 32
睡眠と生産性 …………………………………………… 58
睡眠とストレス ………………………………………… 84

第2章　睡眠の長さ
生物学的に最適な睡眠時間 …………………………… 98
睡眠効率と中途覚醒 ………………………………… 115
睡眠時間と睡眠負債 ………………………………… 125
睡眠時間8時間×5日間チャレンジのススメ ……… 138

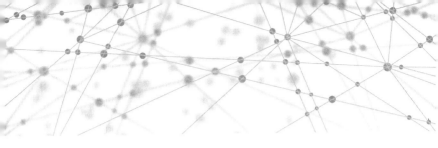

第3章　睡眠の構成
　NREM睡眠とREM睡眠 ……………………………………… 152
　睡眠のウルトラディアンリズム ……………………………… 163
　究極の脳内デトックス ………………………………………… 170
　インプットの保存 ……………………………………………… 179

第4章　睡眠のリズム
　2つの時計と概日リズム睡眠障害 …………………………… 192
　社会的時差ボケを避けるコツ ………………………………… 200
　体温と昼寝 ……………………………………………………… 211
　寝具とスマホ …………………………………………………… 224

第5章　睡眠外来受診のススメ
　睡眠時無呼吸症候群 …………………………………………… 240

　おわりに ………………………………………………………… 252
　引用文献・参考資料（一部）………………………………… 254

第1章
睡眠と生産性

睡眠と私

ファーストキャリア、麻酔科医

　睡眠マネジメントの指南書を書くくらいですから、私には睡眠の専門性があります。
　自己紹介として最初に、私と睡眠の関係をお伝えします。

　私は大学卒業後、麻酔科医としてキャリアをスタートさせて現在まで25年以上、のべ5,000人以上の方を、手術のために否応なしに眠らせてきたという実績があります。これだけで、睡眠のエキスパート感がありますよね。
　とはいえ、麻酔と睡眠は、異なります。
　麻酔の目的は、手術の侵襲をコントロールして、生命活動の恒常性を保つことです。
　私たちの毎日の睡眠中に、手術はできません。もしもメスで切られたら、絶対に目が覚めるし、意識のあるなしにかかわらず、おなかの皮膚を切られて内臓を引っ張り出されたら、死んでしまうかもしれません。間違いなく精神的にトラウマになるし、社会的には犯罪の被害者になります。
　麻酔は、手術という特別にイレギュラーな事態に直面しても、人体にレギュラーな生命活動を営ませるという、とびきりイレギュラーな行為です。
　このように、麻酔と毎日の睡眠は異なる点もありますが、脳

第1章　睡眠と生産性

や自律神経の状態など、心身がリラックスして生命活動の恒常性を保ち、未来のウェルビーイングにつながるという点は、共通します。目を閉じて動かない人が、麻酔にかかっているのか、気絶しているのか、眠っているのかはわからないので、単純な見た目も共通しています。

　麻酔がなければ、人体は手術という異常事態に耐えられないので、手術のあるところに麻酔ありで、麻酔科医は常に、高度急性期医療の最前線で活躍しています。手術麻酔だけでなく、救命救急やICU（集中治療室）管理も、麻酔科医のサブスペシャルティです。気管内挿管や人工呼吸器の操作など、心肺蘇生のプロでもあります。日々、麻酔科医にのみ許された高度な専門性で目の前の人の命を救う仕事は、非常にやりがいがあります。

　しかし、手術室という特別な場所で特別な医療を行うのは、下流にある危険な滝の直前の川岸で、上流から流されてくる人々を待ち構えるようなもので、すでに全員が命の危険にさらされています。溺れる人を次々に岸に引き上げて心肺蘇生を行うのですが、いくら優れたスキルを持っていても、1人の麻酔科医が蘇生させて、社会復帰させられる人数は限られています。ときには、間に合わないこともあります。特にそんなとき、高度急性期医療の専門家たちは、ふと、上流に思いを馳せるものです。私もそうでした。

医の中の蛙、社会に出る

　たとえば川の上流にかかっている橋が壊れていて、両岸から渡る人がみんな途中で川に落ちてしまうのだとしたら、「この橋を渡らないでください」という看板を立てるだけで、大勢の命を救える可能性があります。看板を立てるのには、医師免許はもちろん、専門的な知識も技術もいりません。

　新しい橋を造るのには橋梁建築を得意とする企業が必要で、そこに雇用が生まれます。経済の活性化は、溺れる人だけでなく、失業者や貧困者の健康を増進します。両岸の交通によって、ますます経済が発展する期待もあります。

　すなわち、公衆衛生施策は、高度な専門性を持つ滝の手前の医師たちの何万倍という命を救います。

　あらゆる事業は、こうして医師とは別の役割で、社会の人々の命と健康を守っています。

　このように人々の健康につながる、社会的な絆の偉大さを私に教えてくれたのが、ハーバード大学公衆衛生大学院教授のイチロー・カワチ先生です。私はそういう事業の役割に魅せられて、麻酔科臨床医から産業医という公衆衛生家として、高度急性期医療の現場である川の下流の手術室から、健康経営企業という上流の広い世界の扉を開き、二刀流人生の一歩を踏み出しました。

　しかしその後すぐに、ある経営者に、医者が経営に口を出すなとなじられて、自信をなくしました。そんなときに、ノーベル平和賞を受賞したムハマド・ユヌス博士とお話しする機会が

あり、「僕は経済学の研究者で、銀行家じゃないから、グラミン銀行が創れたんだ。ヨーコは医者だからできる健康経営をやればいい」と勇気づけていただき、がぜん、やる気が出ました。

急性期臨床の常識が公衆衛生の非常識という場面はしょっちゅうで、戸惑いも多いのですが、急性期臨床に身を置いた経験のおかげで、公衆衛生の場で革新的なアイデアを思いつくことができます。現在は二刀流のキャリアに自信を持って、臨床医というスペシャルティを武器にしながら、常に公衆衛生家という生活者の視点で、皆様と向き合っています。

高度急性期臨床医療と公衆衛生、中でも産業保健は、ヘルスケア領域の中でも両極端なので、その二刀流の専門家は限られています。

しかし、このような両極端の二刀流こそ、皆様のウェルビーイングに役立つと確信しています。陰と陽という正反対の性質がバランスを取り合って人体が生命活動を営むという陰陽学説は中医学のもとになっていますし、私の好きな自律神経も交感神経と副交感神経という正反対のコントロールのバランスで健康を維持しています。二宮尊徳は「道徳なき経済は犯罪であり、経済なき道徳は寝言である」と言い、新1万円札の顔である渋沢栄一氏は、道徳と経済を合一すべしとして、『論語と算盤』を著しました。私がエビデンスとバリディティをペアで大切にするのも同じ意味合いです。世の中には非研究者や非医療者の人数のほうがずっと多いのですから、いくら科学的に正しくても、現実味のない主張は、社会の生活に届きません。

麻酔科医として目の前の患者と向き合っていた最初の10年

間には、公衆衛生に関心を持つなんて想像すらしていませんでしたが、その前の医学生時代には、「麻酔科学」も「公衆衛生学」も「睡眠医学」も、知識はゼロでした。

医師の非常識や無教養を揶揄する、「医の中の蛙（いのなかのかわず）」というジョークがあります。

大病院の手術室という狭く特殊な環境から、多様な人々がイキイキと暮らす社会に出た当初は、驚きの連続でした。

「井の中の蛙、大海を知らず、されど空の青さを知る」といいますが、大海も、空の青さも、全部楽しもうという私の欲張りな人生がはじまりました。

二刀流の大先輩、ジョン・スノウ先生

さて、井戸つながりで、麻酔と公衆衛生の二刀流の大先輩である偉人を紹介しましょう。

ジョン・スノウ先生（John Snow、1813年3月15日～1858年6月16日）は、1800年代の英国でコレラが大流行したとき、緻密な調査によって、発症者が特定の井戸の水を飲んでいたことを突き止めました。当時、この世にはまだ微生物による感染症という概念はなくて、行いの悪い人が病気になるというオカルト的な考え方が一般的でした。しかもこの井戸の水が特別美味しくて、井戸の周辺に住む人々だけでなく、ちょっと遠方からわざわざ足を延ばして水を汲みにくる人がいるほどの人気スポットでした。そんな評判の井戸の水ですから、スノウ先生が「病気になるから、飲むな」と叫んだところで、変人の戯言として無視されました。感染症という概念がない時代、水や空気が

第1章　睡眠と生産性

病気の原因になるなんて、誰も想像できませんでした。病気になるから、美味しい井戸の水を飲むなと主張するスノウ先生は、ただの意地悪な変人にしか見られませんでした。そこで、説得は難しいものの人々の命を救いたかったスノウ先生は、是が非でも井戸の水を飲ませまいと考え抜いて、暴挙に出ました。なんと、その汲み上げ式の井戸の柄（ハンドル）を、えいやっと折っちゃったんですね。もう大炎上です。

　その井戸の水を飲む人がいなくなった結果、新規感染者は出なくなりましたが、そもそもみんな井戸のせいだとは信じていないので、スノウ先生には、なんの感謝もしませんでした。ただ、おかしなおじさんに井戸を破壊されて、美味しい水が飲めなくなったというだけのエピソードが残り、最後まで嫌われていました。

　スノウ先生は、同じコレラに関連して、水道供給会社A社とB社の顧客間の感染者の偏りも発見しました。水が怪しいなら、企業間で水路の異なる２社の比較をしようというフィールド・スタディの発想がすばらしいし、産業保健や労働安全衛生にもつながる偉業です。

　スノウ先生は生涯にわたって、地道で精緻な調査と分析で公衆衛生に尽くし、疫学の父といわれています。当然、エクセルも解析ソフトもグーグルマップもないどころか、電卓さえないので、調査と研究には途方もない時間と労力がかかったはずです。その活動の財源は、麻酔科医としての専門技術を活かして、英国王室の無痛分娩などで稼いだため、ビジネス麻酔科医の祖ともいわれています。公衆衛生×麻酔、そしてビジネスの

分野で歴史を創った、私の憧れの大先輩で、麻酔科学と公衆衛生学、どちらの教科書にもそれぞれの学問の生みの親として紹介されています。

医師、公衆衛生、井戸という単語から、中村哲先生（1946年9月15日〜2019年12月4日）を思い浮かべる方も多いでしょう。突然、銃撃事件で倒れるまで、パキスタン、アフガニスタンを中心に公衆衛生の向上に尽くしました。哲先生の目的はもともと、ハンセン病の医療支援でしたが、現地に行って必要なのは医療以前に水だということで、用水路や井戸を建設して、多くの人々の健康に貢献しました。

このように公衆衛生の対象は、特定の地域の住民や特定の井戸の水を飲んでいる集団、特定の水道会社の利用者など、ある特性を持っている集団です。

一人ひとりの多様性に応じて、1 on 1のオーダーメイドで提供する医療とは違って、集団内の人間の健康を増進し、疾病リスクを低減し、生活を支援するのが公衆衛生です。

スノウ先生は、井戸の利用者を説得できずに強引な手に出ましたが、町の人々とのコミュニケーションを助けてくれる、ヘンリー・ホワイトヘッド牧師という相棒と草の根活動も行っていました。

このようにさまざまなステークホルダーと協力しながら、集団の管理者に対して施策を提案して、実行支援していくのが公衆衛生家の役割です。

集団の管理者を説得するには、科学的妥当性を裏打ちするエビデンスや学問の知識だけでなく、その経済的な実現性などを

説明するスキルや、ステークホルダーとの人間関係を築くコミュニケーション能力など、さまざまな処世術が必要です。じつは医学知識は公衆衛生にとって必須ではなく、井戸を造る技術や井戸の柄を折るような発想の転換のほうが重要なのです。

たまたまスノウ先生も哲先生も私も、医師であり公衆衛生家ですが、集団の健康増進にとって最も重要なのは、医学の知識ではなく、集団のトップを動かす力です。

なかでも産業保健は、事業者（経営者）を説得するわけですから、提案する施策によって、その事業が経済的に成功し続ける期待を示す必要があります。日本には労働安全衛生法という法律による法定産業保健があるため、産業医がイチからその仕事を創り出す場面は少ないのですが、私はスノウ先生や哲先生のような公衆衛生魂を、産業保健の場で発揮したいと考えています。

睡眠と健康経営

それぞれの診療科に応じた特定の臓器に専門性を持ち、個人の病気や怪我を治療するのが医師の役割である一方、集団の健康を全体最適で増進するのが公衆衛生家の役割です。麻酔科医は特徴的に標的臓器を持ちませんが、公衆衛生家の標的が健康という点は、対象が個人ではなく集団という点と並んで、臓器や病名に対して医療を行う医師との大きな違いです。

川で溺れる人を救うのが医療の力ですが、溺れにくいだけでなく経済も活発になる暮らしやすい社会では、そのコミュニティで暮らす多様な人々がWin-Winに、ウェルビーイングにな

れるのです。公衆衛生は、まだ溺れていない人のために溺れにくい社会を作ります。溺れにくい社会を形成していく過程で、溺れる以外の課題も解決できれば最高です。特定の疾病に対しての治療は決まっていて、特定の疾病ではない人にその治療を行うと命を奪うことさえあります。一方、優れた公衆衛生施策はユニバーサルで、溺れる人だけでなく、貧困や孤独などほかの課題に苦しむ人々を救うこともできます。本書ではユニバーサルという表現を用いますが、これは、普遍的で誰にも当てはまるという意味で、SDGs（持続可能な開発目標）が掲げる「Leave No One Behind」と同じ概念です。臨床医療は目の前の患者に対するオーダーメイドであってこそ有意義ですが、公衆衛生施策はユニバーサルでなければなりません。

　たとえば国家は、社会保障や医療などのユニバーサルな制度を整備して、さまざまな疾病を予防し、国民の人権を守ります。

　たとえば、麻酔科医は患者の血圧を1分で200mmHg下げることがありますが、英国政府は主食であるパンの製造事業者に働きかけて減塩政策を実施し、全国民の血圧を8年かけて、じわじわと平均で2mmHg下げました。その結果、英国の心筋梗塞や脳卒中などのイベントによる死亡者数は4割減り、15億ポンド程度の医療費を削減しました。高血圧を主訴に受診した患者の血圧を、2mmHgしか降圧できなければ医者失格ですが、公衆衛生上はユニバーサルで、優れた施策です。反対に、国民の血圧を平均で200mmHg下げたら、国民はこの世から消えてしまいます。

　国の制度や法令は簡単に変えられませんが、集団ごとのロー

カルルールは比較的簡単に設定でき、集団の個性を出すことができます。優れた制度を設計できると、メンバーのウェルビーイングにつながります。

私は臨床医療と公衆衛生の専門家として、傷ついた従業員を医療の力で救うと同時に、公衆衛生を活かして社内制度を設計し、心理社会的環境を醸成して、誰もが傷つきにくくイキイキと働ける職場を形成する支援を行っています。

優れた社内制度によりイキイキと働きやすい職場が実現すると、従業員一人ひとりのウェルビーイングが向上すると同時に、会社の業績が上がることが科学的に証明されています。この知見をベースに、企業が従業員のウェルビーイングという人的資本に投資し、投資のリターンとして企業の収益や業績を拡大し、企業の社会的な価値を向上させる経営戦略が、健康経営です。

同じ職場で働く人々は多様ですが、職場という心理社会的環境は共通しています。これが「職場の色」となって表れます。社風や企業文化と呼んでもいいかもしれません。ローカルルールなどを戦略的に設計し、適切な心理社会的環境を整備すると、職場に規範ができ、従業員のウェルビーイングが自動的に増進していきます。この法則を、私は「心理社会的集団免疫」と呼んでいます。

従業員の健康投資に医療のエッセンスを加えて、その健康をダイレクトに増進し、企業という社会単位の価値を高める制度設計を提案できるのが、二刀流の株式会社心陽の強みです。

人的資本（Human Capital）は、最近、非常に注目されてい

る用語ですが、公衆衛生学では古典的な概念で、貯金や不動産などの有形な財産だけでなく、キャリアや健康という無形の価値までを含めた一人ひとりの資本という意味です。無形の人的資本は、ウェルビーイングという概念と非常に近いといえるでしょう。自分のLIFEがよい状態なら、それは自分の財産ですよね。

人的資本は個人のものですが、集団の多様なメンバーそれぞれの人的資本が独立して多様に成長する結果、組織全体の収益が上がるということわりが、健康経営のおもしろいところです。

企業が皆様のウェルビーイングを高めても、働く皆様がそれぞれ自分のために自分のウェルビーイングを高めても、所属企業の社会的価値は高まります。社会的価値の高い企業の一員であることが誇らしいのはもちろんですし、企業活動を通して社会に貢献できます。

だからこそ、皆様が個人単位で、自分のウェルビーイングに自己投資をすることは、結果として、非常に利他的で社会的な行為で、SDGsに向かっています。

皆様の個人単位の自己投資は、自分の人的資本を増やすという利益を目的にしています。このROI（投資利益率：Return On Investment）を最大にするためのテクニックが睡眠マネジメントです。投じていただく自己資本は、「余暇（仕事以外の時間）」です。

モーレツな企業人ほど、自分の健康はあと回しにしがちですが、会社大好き、仕事大好きな方にこそ、睡眠マネジメントをお勧めします。投資するのは「余暇」ですから、皆様の大好きな仕事の時間は奪いませんし、リターンとして仕事の生産性が

第1章　睡眠と生産性

確実に上がります。生産性の向上は、働く人にとって最高のウェルビーイングですよね。余暇を投じて、生産性でリターンがくるなんて、最高です。リアル「果報は寝て待て」です。

睡眠マネジメントを身につけると、このリターンをどんどん増やせるのです。

私は産業医として、多いときは週に100人以上の働く人々と対話をしてきました。長時間労働面談や心身の健康相談において、睡眠マネジメントは、かなり主要な話題です。働く人々の睡眠への大きなニーズを知った私は、2015年に心陽クリニックを開業し、麻酔と産業保健の二刀流の専門性を活かして、睡眠診療を行うようになりました。

睡眠について科学的にわかっていることは氷山の一角で、毎日新しい知見が生まれています。新しい知見を知るたびに、麻酔科臨床、産業保健、健康経営、睡眠診療というすべての役割で、前進できます。たとえば同じ企業の従業員であっても、それぞれの個性は多様ですから、そのウェルビーイングに関する課題も関心も千差万別です。だから職場のウェルビーイング増進施策には、睡眠のように、全員に関係があって、ウェルビーイングのための好ましい行動にムラのないテーマが最高です。睡眠と健康経営の相性は抜群です。

睡眠マネジメントのおかげでどんどん自分のキャリアが向上するので、私は毎日、ワクワク楽しくてたまりません。これから10年、20年と活躍して、60代、70代になり、どんどん新しくできることが増えていく期待で胸がいっぱいです。睡眠マネジメントを身につけた今、少なくとも80歳までは、日に日にパ

ワーアップしていく自分に自信があります。

 とはいえ、40歳を過ぎるまで、私も寝る間を惜しんで、仕事したり、遊んだり、勉強したりしていました。仕事で仕方なく徹夜するだけでなく、自分の意志でかっこいいと思って、睡眠不足を続けていました。睡眠不足の上に、睡眠薬を内服したこともあります。麻酔科医の私でもそうだったのですから、皆様が睡眠について正しい知識を身につける機会は多くはないでしょう。医学部の教育課程にすら睡眠は含まれません。睡眠しない人間はいないのに、その教育機会が少ないのは不思議ですが、安心してください。これからじっくり、睡眠マネジメントの極意をお伝えします。

 本書は働く方に向けて自己投資で大きなリターンを得るためのノウハウ本として書きましたが、その知識をぜひ、育児にも応用して、子どもの睡眠不足という社会課題解決につなげてください。

 大学卒業後、第一のキャリアが麻酔科臨床で、公衆衛生という正反対のキャリアを追加し、さらに睡眠診療をはじめ、それぞれのキャリアが睡眠の知識によって高め合うことに気づき、毎日ワクワクしているという経緯が、私と睡眠の関係です。

睡眠とウェルビーイング

ウェルビーイング

 ウェルビーイングは、「LIFE is WELL.」の進行形なので、

【生命・生活・人生が、よい状態であること】です。

LIFEという英単語に、日本語で「生命」「生活」「人生」という３つの意味があってちょうどいいので、私は最近、この「LIFE is WELL.」の進行形という表現を用いています。

2015年に発表されたSDGsの第３のゴールとして、「Good Health and Well-being」が掲げられ、「すべての人に健康と福祉を」と邦訳されています。健康がHealthならWell-beingは福祉ですが、あまり福祉という言葉には馴染みがないですね。

日本政府の「成長戦略実行計画」（2021年）では、邦文でも「Well-being」と表記されました。省庁間でのウェルビーイングに関する取り組みの推進に向けた情報共有・連携が図られ、現在では内閣府によって「満足度・生活の質を表す指標群(Well-being ダッシュボード)」が公開されるようになりました。

このようにウェルビーイングは、健康、幸福、豊かさなどを含む概念ですが、あまり摑みどころがなく、ピッタリはまる日本語はなさそうです。すでにカタカナのウェルビーイングも市民権を得ていると、私は思います。

WHO憲章（1948年）による健康（Health）の定義には、「Health is a state of complete physical, mental and social well-being and not merely the absence of disease or infirmity.」として、「ウェルビーイング」という表現が用いられています。日本WHO協会は、「健康とは、病気ではないとか、弱っていないということではなく、肉体的にも、精神的にも、そして社会的にも、すべてが満たされた状態にあることをいい

ます。」と訳し、厚生労働省の厚生労働白書では、「健康とは、肉体的、精神的及び社会的に完全に良好な状態であり、単に疾病又は病弱の存在しないことではない。」と訳されています。つまり、健康とはウェルビーイングであるという定義です。

「肉体的にも（physical）、精神的にも（mental）、社会的にも（social）」という表現は、米国の精神科医、ジョージ・エンゲル（George L. Engel）先生によって1970年代に確立された、「単なる生物学的な問題としてではなく、心理的、社会的背景を包括して診療を行う」というBPS（Bio-Psycho-Social-：バイオ・サイコ・ソーシャル）モデルにつながります。私が職場に、「心理社会的環境」という言葉を用いるのも、このBPSモデルの概念が背景にあります。

バイオ・サイコ・ソーシャルの3軸は互いに独立しているのではなく依存し合っています。たとえば健康診断結果が「異常なし」でも、大金持ちでも、孤独で気分が塞ぎ込んでいたらウェルビーイングではありません。反対に何らかの疾病を診断されていても、つつましく暮らすだけの収入でも、たくさんの仲間に囲まれて毎日をハッピーに過ごせていたら、ウェルビーイングです。

どれかのヘルスを増進するけれど別のヘルスは不調にする生活習慣などありません。バイオ・ヘルスとサイコ・ヘルスとソーシャル・ヘルスが互いに高め合い、補い合って、はじめてウェルビーイングです。職場を快適にするための優れた制度設計と同じで、ウェルビーイングはユニバーサルです。

第1章　睡眠と生産性

睡眠とBPSヘルスの関係

睡眠と健康には、深い関係があります。

図1のように睡眠時間が短くなればなるほど、健康リスクが増大するという関係があります。

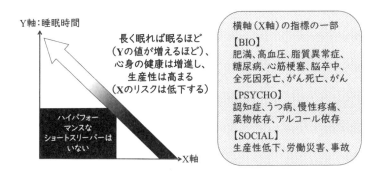

図1　睡眠とバイオ・サイコ・ソーシャルの健康の関係

睡眠は排泄同様、私的で原始生物学的な行為ですから、肉体的、生物学的な健康、バイオ・ヘルスとの強い関連についてはすんなり理解できると思います。睡眠不足は、短い寿命、全死因死亡、短い健康寿命、肥満、糖尿病や高血圧症など生活習慣病の発症と増悪、一部のがんの発症、心筋梗塞や脳卒中などの命に関わる血管イベントの発症など、さまざまな身体的な健康リスクを増大させます。

そして、睡眠はサイコ・ヘルス（メンタルヘルス）との関係も深く、認知機能を決定します。たとえば不眠は、メンタルヘ

ルス不調の主要な病因であると同時に、メンタルヘルス不調のよくある症状でもあります。睡眠不足は、認知機能の低下、認知症、うつ病などの精神神経疾患、アルコール依存症、薬物依存、慢性疼痛などの精神的な健康リスクを増大させます。

加えて、睡眠は働き方や家族のあり方など、文化や社会の影響を大きく受けています。睡眠不足は、交通事故や労働災害などの危険や、生産性低下による経済損失など、社会的な健康リスクを増大させます。

以上のように、睡眠不足とあらゆる健康リスクの関係が科学的に証明されています。すなわち、適切な睡眠マネジメントを実践することで、バイオ・サイコ・ソーシャルヘルスを相乗的に増進し、あらゆる人的資本を高めることができるのです。

さて、図1（P25）の健康リスクとしての横軸には、バイオ・サイコ・ソーシャルのさまざまな因子が当てはまる一方で、縦軸の睡眠については、その時間、つまり量だけで評価しています。睡眠不足が健康リスクを増大させるという関係は図1の通りですが、睡眠の質と健康の関係はどうでしょうか。

「睡眠の質と量、どちらが大切ですか？」というご質問を、非常によくいただきます。皆様はどこかで、睡眠の質と量がトレード・オフの関係だと疑っているようです。だからこそ、「ショートスリーパーになるコツ」という発想になるのでしょう。そして、そんな期待につけこむかのごとく、「睡眠の質」という表現も含めて、睡眠に関する情報は、ポピュラー・サイエンスやシュード・サイエンスが最も多い分野です。また一部の団体の私的な認証はもちろん、国の認定だからといって、リア

第1章　睡眠と生産性

ル・サイエンスの根拠があるとは限りません。

懐かしの「24時間、働けますか」というコピーに代表されるように、睡眠の効能や性質を正しく捉えていないけれどアピール力の強いメッセージが、メディアで拡散されてしまうことがあります。

たとえば日本では、性欲、食欲、睡眠欲を「三大欲」とする表現が通説となっています。科学的に根拠となる文献はなく、国際的な通念でもありません。性欲に溺れれば性犯罪者になり、食欲に溺れれば肥満になって健康を損なうのと同様に、睡眠に溺れればさまざまな悪影響があると唱えて睡眠を忌避する主張に用いられます。種の保存には生殖行動が必要ですが、健康な生殖活動の頻度や期間は限定的で、生殖能力があるからといって生殖行動をする必要はなく、生殖行動がなくても生命活動は維持できます。一方、危険な生殖行動は、犯罪などの社会的リスクだけでなく、感染症などの身体的なリスク、そして心理的なリスクとの関係も深いです。摂食行動の規則性にも、さしたる科学的エビデンスはなく、たとえば摂食行動を数日間スキップしても、寿命が縮まったり、生産性が低下したりするとは限りません。それどころかファスティングで健康も生産性も高まるという主張も存在します。しかし、睡眠を1日でもスキップしたり、タイミングが不規則だったり、長さが不充分だったりすれば、確実に寿命は縮まり、生産性が低下します。睡眠の生理を知れば、睡眠を忌避する主張が全くの作り話であることは自明です。

また、睡眠によい、睡眠によくない、と主張されるあらゆる

広告や宣伝の背景には、何かを売りたいという欲求があります。特定の枕や飲み物で、全員の寿命が延びたり生産性が向上したりすることはありえません。もちろん、自分の好みに合うライフスタイルはウェルビーイングによいに決まっているので、好きな寝具や、好きなルーティーンは大切にしてください。でも、それはあなたの好みに合うからあなたに意味があるのであって、科学的に普遍性の証明されたユニバーサルな効能ではないのです。

医療や公衆衛生で発信する情報は、寿命や生産性に関わる科学的な裏づけがあり、まさにユニバーサルなのですが、商業的な広告や宣伝に比べて、圧倒的に魅力がありません。これは、医療者や公衆衛生家の努力不足です。だからこそ、あたかも科学的に正しそうな誤情報に皆様が振り回されるのを少しでも避けたいという思いで、筆を執りました。

睡眠マネジメントがどの商品よりも「マストバイ！」なのは、ユニバーサルな人的資本向上策でありながら、本書の値段程度に安価だからです。高級寝具や贅沢なサプリメントとは比べ物にならないほど、お買い得です。私たち人間には、正しく睡眠する実力が潜在的に備えつけられており、何か特別な商品を加えなくても平等に、全員が最高の睡眠を享受できます。最近の睡眠ブームで、睡眠によい商品の広告や宣伝には、たいへんなお金がかけられていて、有名人が美しい映像で説得力のあるメッセージを発信しています。その効果として、皆様がますます睡眠に関心を持ってくださることはすばらしいので、今後も睡眠のすばらしさを広めてほしいとは思いますが、高価すぎた

り、売り切れてしまったりして、その商品を手に入れられなくても、正しく睡眠を知ることで、最高の睡眠を得られますので、ご安心ください。また、特別なアイテムを手に入れても、睡眠の基本的なマネジメントを誤れば、睡眠の効能は得られないことにもご注意ください。多くの場合、新しく特別なアイテムを加えるより、認知バイアスの蓄積による不適切な習慣を改善するほうが、有効な睡眠マネジメントです。

　本書で取り上げる、リアル・サイエンスに基づく適切な睡眠マネジメントは、お金がかからないという点も含めて、あらゆる健康増進に有効です。

覚醒の質と睡眠の量

　働く皆様の睡眠課題には、「昼間に眠い」、「朝起きたときに疲れが残っている」、「夜中に目が覚める」、「なかなか寝つけない」などなど、たくさんのバリエーションがあります。具体的な睡眠課題の内容は多様ですが、そのすべてに共通するのは、睡眠中ではなく覚醒中のできごとや感情だということです。覚醒は、起きているという意味で、睡眠の反対です。生きている人間の自然な状態には、覚醒と睡眠があります。

　それもそのはず、睡眠中には意識がないので、良いも悪いも感じることはできません。たとえば悪夢を見るのは睡眠中ですが、悪夢の記憶が残るのは、夢の途中で覚醒したときだけです。覚えていない夢のほうが圧倒的に多いのです。そのかわり、夢を覚えているときだけは、直前まで眠っていたのだと認識できます。夢の途中で覚醒する以外に、睡眠を知覚するすべはあ

りません。覚醒と睡眠の最大の差は、意識があるかないか、つまり物事が知覚できるかできないかです。

　睡眠中は「意識がない」ので、少なくとも自分で、睡眠中に睡眠の質を評価することはできません。「グッドスリープ、ナウ」とつぶやくことはできません。自分の睡眠の良し悪しを議論するとき、私たちは誰でも、睡眠中ではなく覚醒中に、その覚醒の質から想像した睡眠を評価しているのです。つまり皆様は、覚醒中に起きるネガティブなイベントや感情を、不健康な睡眠のせいだと推察しているのです。皆様が優れた睡眠を求める真の理由は、覚醒中のパフォーマンスを上げることだと言い換えることもできるでしょう。もし覚醒中のパフォーマンスが最高なら、「もっと眠りたい」なんて思いませんよね。誰だって、できることならショートスリーパーになって、より多くの時間を仕事や趣味に費やしたいものです。

　睡眠中は意識がないので、睡眠をリアルタイムで主観的に評価することはできません。だから皆様が睡眠の質を話題にするときには、必ず覚醒中の主観がもとになっているのです。

　睡眠について主観的には、「量」としての睡眠時間、より正確には、「臥床時間」（横になっている量）しか知覚することはできません。そのため、睡眠と健康の関係において、睡眠の尺度を「時間」とするエビデンスが圧倒的に多いのです。

　「睡眠の質」という表現で評価されているのは、「覚醒の質と睡眠の量」なのです。

　そして、働く人にとっての覚醒の質とはすなわち、「生産性」です。

そこで本書では、ソーシャル・ヘルスの指標のひとつである、「生産性」に注目します。

睡眠中は、労働はもちろん、生殖行動も摂食行動もできないので、非生産的だと誤解されることがあります。しかし、睡眠は生殖行動や摂食行動以上に重要で、生命の維持に絶対に欠かせない生命活動です。それではなぜ、同様に生命の維持に必要な呼吸や循環のように、意図しなくても知らないうちに行える不随意な活動ではないのでしょうか。それは、覚醒中に意図せず睡眠がはじまってしまうと、日常生活に支障があるからです。

生物によっては、半身ずつ、睡眠と覚醒を同時に行う種もあり、そのような生物の場合は、不随意に睡眠がはじまっても問題はありません。しかし睡眠か覚醒か、どちらかひとつの状態しかできないのが人間という種の特徴です。私たち人間は、生活を営みながら生命を維持する上で、睡眠と覚醒を完全に入れ替えなければなりません。特に覚醒状態から睡眠状態への移行は、非常に危険なため、厳しい条件を整えなければできないようにプログラムされています。不随意にではなく、能動的に入れ替えるのも危険防止プログラムのひとつです。そうでなければ、人間という種にとって非常に重要な「生産性」に大きな影響があるからです。

健康な睡眠習慣を維持できている場合には、覚醒中に睡眠に近い状態になることはありません。そのような覚醒状態こそが、生産性の高い状態です。睡眠は生命を維持するために必須の生命活動ですが、睡眠は随意的に、つまり自分の意志で、能動的に横になったときにのみ可能です。人間は覚醒状態で安全を確

認し、はじめて睡眠状態に移行する準備を完了します。だからこそ、「いつ、どこで、どれくらい、どのように、横になるのか」という能動的な行動管理が、睡眠マネジメントなのです。

　たった1日でもしっかり健康な睡眠を取らなければ、翌日の生産性が下がります。一夜の不健康な睡眠で即死することはありませんが、不健康な睡眠を継続していると必ず、生涯の終点からじわじわ寿命が削られ、健康リスクが増え、人生の質も量も減ってしまい、細く短くなってしまうのです。睡眠の質は知覚できませんが、その結果である人生の質は、知覚できます。自分の意志で睡眠マネジメントをして、睡眠習慣を変えることで、太くて長くてウェルビーイングな人生を獲得できます。睡眠習慣はあらゆる生活習慣の中で、最も人生の質と量に影響します。

日本の睡眠時間の特徴

世界の睡眠時間

　睡眠中は意識がなく、睡眠の質を主観的に知覚することはできませんが、覚醒時に能動的に効果的な睡眠マネジメントを行うことによって、覚醒の質、ひいては人生の質が向上します。

　また、睡眠マネジメントは、人によって毒にもなり有資格者にしかできないようなオーダーメイドの医療とは異なり、誰でもお金をかけずに簡単にできるユニバーサルな行動管理です。

　とはいえ、睡眠は原始的な生命活動で、本能、すなわち生物

第1章 睡眠と生産性

学的な因子によって決定されるものです。睡眠が精神的な因子に影響を受けるのはまだわかるけれど、覚醒中の睡眠マネジメントという社会的な因子と関係するというのはピンとこないかもしれません。

睡眠と社会的因子の関係のヒントとして、図2にOECD（経済協力開発機構）の統計（Gender Data Portal 2021）によるOECD加盟国ごとの睡眠時間と総務省社会生活基本調査（2022年）による日本の有業者の平均睡眠時間、445分を示します。

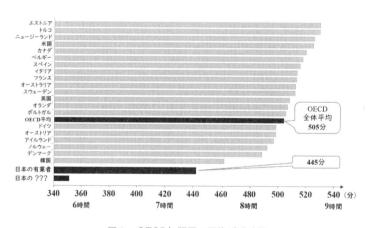

図2　OECD加盟国の平均睡眠時間

国ごとに平均睡眠時間に差が出るという疫学的な事実によって、睡眠時間が地理や気候、国民性など社会的な因子の影響を大きく受けていることがわかるのではないでしょうか。各国の平均睡眠時間の平均（以下、「OECD全体平均」）は505分です。

加盟国の3分の2でOECD全体平均より国ごとの平均睡眠時間が長く、OECD全体平均を下回る7国の中で、国ごとの平均睡眠時間が8時間未満なのは、韓国と日本だけです。韓国と日本は、アジア人という人種的な共通点があるので、社会的な因子というより、生物学的な因子が影響しているとも考えられます。そこで、米国と英国の睡眠時間の差に注目してください。米国と英国の遺伝学的なルーツにも共通点があります。それなのに両国間に差異があるということは、生物学的、遺伝学的な因子ではなく、社会的な因子によって、睡眠時間に差が生じることが予想できます。

日本の睡眠時間は年々短くなってきていることがわかっていますが、コロナ禍によって、その睡眠時間短縮の幅が低減、もしくは少し睡眠時間が延びています。こういった経年変化や、パンデミックの影響を受けるという点からも、睡眠時間が社会的な因子に影響を受けることがわかります。

たとえば転勤で通勤時間が変わると、睡眠時間が変わるというのも、社会的な影響ですよね。転勤でなくとも、交通網の変化で通勤時間が変化すると、睡眠時間も変化します。長時間労働による勤務間インターバルの短縮も睡眠時間に影響します。むしろ働く人にとっての睡眠時間は、ほとんど社会的な因子によって決定されています。

さて、OECD全体平均は505分、8時間25分です。

そして「日本の？？？」とした最下段の353分、5時間53分ですが、これは2018年に私の過重労働面談を受けてくださった日本の会社員1,000人の平日の平均睡眠時間の平均値です。

第1章　睡眠と生産性

列国はもちろん、日本の平均も大きく下回っていますが、時間にして6時間弱という睡眠時間は、皆様にとって「異常に短い」というより、「意外に長い」という印象ではないでしょうか。最低6時間眠れば充分だと思っていました、という声をよく耳にしますので、おそらくメディアにそういう情報源があるのだと思います。

　残念ながら、この「6時間」に意味はありません。エビデンスとは、統計処理という特別な計算をして、その事象が偶然ではなく真理である可能性が高いことを証明するものです。たとえば先行研究によって、7時間半から8時間の睡眠時間が最も健康リスクが低いということがわかっています。

　この疫学的なエビデンスを個人に当てはめると、7時間半から8時間の睡眠時間で最も健康リスクが低い個人の人数が、社会の中で最も多く、それよりも短い睡眠時間で最も健康リスクが少なくなる個人も、それよりも長い睡眠時間で最も健康リスクが少なくなる個人も存在しますが、どちらの人数も7時間半から8時間の基準範囲から離れるほどに少なくなっていくという意味です。

　健康診断結果などが、基準範囲からの逸脱によって、BやDなどと判定されるのも同様の意味合いです。「Aじゃなくても、Dじゃなければセーフ」と誤解されやすいですが、単純に基準範囲からどれくらい離れているかを示したものです。基準範囲内の結果をAと評価します。Bの範囲の数値が、本人のウェルビーイングにとって最適という場合もあるので、疾病の発症によって健康ではないほうに傾いた結果、標準範囲に入り、Bか

らAに変化する場合もあるのです。

たとえば血圧は連続値で、日内変動や季節変動があり、同じ人でも拍動ごとに絶対的な数値は変動する上、マンシェットの巻き方など人的な要素によっても数値は変わります。収縮期血圧140mmHg以上が高血圧なら、139mmHgがセーフというわけではありません。

先行研究によって7時間半から8時間の睡眠時間が最も健康リスクが低いことがわかっているので、睡眠時間と事故の発生率や病気の発症率、全死因死亡率などのリスクとの関係を証明するための研究では、睡眠時間の基準範囲を7時間半から8時間を含む範囲に設定するのが一般的です。たとえば、図3では、調査の層別項目の表現が5時間以下、6時間……、9時間以上で、基準値を7時間に設定しています。7時間に比べると、どの睡眠時間も健康リスクが高くなるという結果なのですが、この結果を、「9時間以上に比べて6時間のほうが健康」という情報として捉えてしまうのは、間違いです。

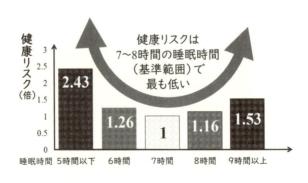

図3　睡眠時間と健康リスクの関係

第1章　睡眠と生産性

　セミナーなどで私は9時間未満の臥床時間の方には、9時間まで臥床時間を延ばすよう指導することを推奨しています。「健康づくりのための睡眠ガイド2023」(以下、「睡眠ガイド2023」)には、「健康日本21(第三次)」における休養・睡眠分野の「睡眠時間が充分に確保できているものの増加」という目標の指標として、「睡眠時間が6〜9時間の者の割合」を60％以上にすることが掲げられているのに、9時間を目指すのは長すぎるのではないかというご質問をいただくことがあります。

　もし、現在の臥床時間が6時間未満で、睡眠課題がある場合には、9時間を目指す際に、必ず6時間も7時間も通りますから、その時点で睡眠課題が解決すれば、それが当人にとっての好ましい睡眠時間である可能性が高いです。6時間以上、7時間以上、臥床していても睡眠課題が解決しない場合は、8時間以上、9時間以上の臥床時間が必要な人なのかもしれません。これは単純に個体による多様性の問題です。

　個体によって生物学的に好ましい睡眠時間は多様ですが、生物学的にベストな睡眠時間が8時間前後の方が最も多く、疫学的事実として日本の働く人には睡眠不足の方が圧倒的に多いので、私はシンプルに9時間を目指すことを推奨しています。睡眠時間が習慣的に6時間未満の方でも、9時間を目指せば、まず6時間以上の関門を通るからです。

　私は本書では、横になる時間は、8時間25分がベストだと主張します。その根拠のひとつは、OECD全体平均だからです。そして、私の知る限り、毎日、規則正しく8時間25分以上の睡眠を確保している働く人は、ほとんどいないからです。人に

よって、最も健康リスクの少ない睡眠時間は多様ですが、後述するように正規分布し、その中央値を8時間25分に設定して、大きな間違いはありません。8時間25分や9時間より長い睡眠時間でも、問題がなければあえて短くする必要はありません。

高齢者の睡眠

次に、図4の総務省統計局から発表された、令和3年社会生活基本調査（2022年）の結果をもとに、日本の睡眠時間の特徴を見てみましょう。国全体の平均睡眠時間は、諸外国よりも短い日本ですが、ほかに、どんな特徴があるでしょうか。

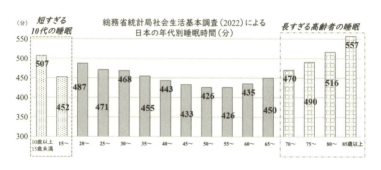

図4　日本の年代別睡眠時間

社会生活基本調査は、2021年10月に10歳以上の125,407人を対象に行われた大規模調査で、パンデミック前の2016年の460分（7時間40分）に比べ474分（7時間54分）と、平均睡眠時間は延びました。ただし、生理的に成人より長い睡眠時間が必要な10代が含まれていることには、注意が必要です。

第1章　睡眠と生産性

　本来、人間が生理的に必要とする睡眠時間は、図5のように年齢によって変化します。1日のうち、眠っている時間のほうが長い17時間睡眠の赤ちゃんから、およそ8時間睡眠の成人まで、成長に応じて必要な睡眠時間はぐんぐん短くなり、1日の半分以上を眠らないでよくなる5歳頃には、昼寝が不要になります。成人後は1年に3分ずつくらい、必要な睡眠時間は短くなります。

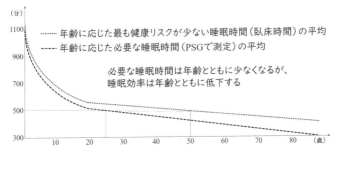

図5　年齢ごとの適切な睡眠時間

　あらためて図4の年代別の睡眠時間の統計結果を見てみると、本来なら成人後、図5のように右肩下がりになるはずのグラフが、50歳以上60歳未満の426分を最低点とするJカーブになっていることがわかります。

　300分くらい眠れば充分なはずの85歳以上が557分も眠っている一方、85歳以上の倍くらい眠ってほしい10代の睡眠時間が、15歳以上20歳未満では452分しかありません。

　社会生活基本調査の結果からは、日本の高齢者が眠りすぎて

いることがわかります。それなのに2016年の株式会社インテージテクノスフィアによるビッグデータ解析によると、年齢別の睡眠薬の処方率は、40代の5％程度、50代の6％台と比べて、60〜64歳で7.5％、65〜69歳で9.4％と、加齢とともに高くなっています。また、2017年にMSD株式会社が行ったケアマネージャー828人を対象とした調査では、担当する20,691人の在宅要介護高齢者のうち、4人に1人以上の26％の5,328人が睡眠薬を服用していました。そして、ケアマネージャーの57.8％が、現場でお世話をする専門家の実感として、高齢者への睡眠薬処方を見直すべき、と回答しています。

　必要な睡眠は80歳の場合、6時間程度で、8時間以上眠る必要のある20代の若者より、遅寝早起きでよいはずですが、全国のクリニックには眠れないと訴える高齢者が押し寄せています。20時に就寝し、2時に目が覚めてしまって不眠だと主張するような高齢者が多いですが、それはもう充分な睡眠が完了しているから、目が覚めているわけです。ケアの必要な高齢者が深夜に活動していると、家族の生活にも影響しますから、少しずつ眠る時間を遅らせましょう、朝起きてから少なくとも15〜16時間は床に就かないようにしましょうと指導しています。

　高齢者の不眠は、眠りすぎによるものが圧倒的に多いです。19時や20時に就寝して、夜中の2時、3時に目覚めるのは早期覚醒や中途覚醒ではなく、自然な寝起きです。「睡眠する能力」を含む認知機能は、年齢とともに低下します。ただでさえ注意力が落ちているのに、脳の鎮静を強める睡眠薬を処方されて服用してしまうので、転んだり、日中うとうとしたり、19時

第1章　睡眠と生産性

に寝たりすることになります。高齢になると生理的に必要な睡眠時間が短くなるだけでなく、睡眠の構造が変化し、睡眠効率は低下します。そして、睡眠薬にも同様の作用があります。現在の知見では、認知症の原因になることは証明されていませんが、そもそもの主作用が脳を鎮静させて認知機能を抑制する薬剤ですから、薬効として当然、服薬中の認知機能が低下します。数カ月の服用で、睡眠薬による認知機能の低下は遷延し、可逆的ではあるものの、その回復には1年以上かかることがわかっています。その上、耐性と依存性があるために、一度はじめた睡眠薬の服用から離脱するのはたいへん難しいです。

　高齢になるほど、行動変容しにくくなるので、離脱の難しさに拍車がかかります。はじめから睡眠薬の服用を習慣にしないようにすることが、何よりも大事なことです。

　鎮静系薬剤に対するアジア人の感受性は、ほかの人種よりも高いにもかかわらず、日本における1人当たりのベンゾ・非ベンゾの使用量は米国の約7倍、ヨーロッパの約2倍と世界で群を抜いて多く、国際的な批判を受けています（United Nations, 2010）。ある大学病院で最も睡眠薬を出している診療科は整形外科であったという研究報告もあります。日本の医師は、スタンフォード大学の河合真先生の『睡眠専門医がまじめに考える睡眠薬の本』を参考に、睡眠薬処方を見直しましょう。

　図5（P39）の通り、80代では最も健康リスクが少ない睡眠時間は6時間程度なので、557分も眠っていたら、あらゆる健康リスクは増大します。

　機会があれば高齢者には、ぜひ、眠りすぎがよくないこと、

何より睡眠薬は、特に高齢者にとって好ましくない作用が多いことを、教えてあげてください。

　眠りすぎの高齢者には、「眠気を感じるまで、寝床に入らない」という睡眠マネジメントが有用ですが、働く人には逆効果です。退屈なので眠くないのに臥床してしまう結果、眠りすぎになる高齢者とは異なり、働く人の多くは、自然な眠気で眠るタイミングを逃した結果、自律神経が失調し、睡眠不足で睡眠が必要なのにうまく眠気を感じられないことが多いです。夜更かししていると眠気が緩和し、むしろ目がギンギンに冴えてきて、一線を越えた感覚がありますが、それは眠らなくてもよいという合図ではありません。眠気がなくても、チャンスがあれば、できるだけ長く寝床に横になることを強くお勧めします。

　日本には高齢者が多く、特に医療機関のお客様は高齢者が中心なので、当然、マーケティングの観点から、健康や医療にまつわる情報は高齢者向けになりがちです。高齢者と、青年期壮年期の勤労者世代、そして育ち盛りの子どもたちに必要な睡眠マネジメントは、全く異なります。そのため「睡眠ガイド2023」では、高齢者、成人、子どもと、年代別に区分して、それぞれの推奨事項を提示しています。

子どもの睡眠

　成人と異なり、子どもたちには発達と成長という大仕事があります。85歳以上が557分も眠っている一方、85歳以上の倍くらい眠ってほしい10代の睡眠時間が、15歳以上20歳未満では452分しかないというのは、たいへん恐ろしいことです。精神

第1章　睡眠と生産性

保健指定医であり、日本睡眠学会理事長・日本睡眠協会理事長・久留米大学学長の内村直尚先生は、「睡眠は子どもの体と脳と心の成長に大きな影響を与えます。それなのに、日本ほど子どもの睡眠をないがしろにしている国はありません」と警鐘を鳴らしています。放課後の塾などで子ども本人が忙しいのは子どもの睡眠不足の一因ですが、仕事が終わってから家事をするという大人の都合でも、子どもの眠る時間は短くなります。子どもは発達や成長が遅れるからといって、大人や社会の時間と独立して生活することはできません。大人が、社会が、子どもにとって充分な睡眠時間を取れるような環境を作らなければなりません。

　子どもの睡眠時間が短いことは、将来にわたって、子どものバイオ・サイコ・ソーシャルの健康に深刻な悪影響をもたらします。学力や成長にも大きな影響を与えることがわかっています。子どもの健康リスクを増大し、子どもの寿命を縮めたい親はいないでしょう。

　子ども時代の私は、健康によいことなんてくそくらえでしたし、親の目を盗んで夜更かしするのは楽しみでした。睡眠の重要性を知った今は、もし、ドラマや漫画のようにタイムリープで二度目の人生を生き直せるのなら、次回はたっぷり眠って天才になろうと思っています。長生きしたい大人と違い、体に悪いから、と子どもを説得するのはナンセンスです。

　内村先生が提案するように、小学校の始業時間を遅くするなど、社会のルールを変更するのは、社会が未来の日本を支える子どもたちの健康を守るための公衆衛生的な解決策の一案だと

思います。子どもの成長や発達を後押ししたい、よい大学を出て、よい会社に就職してほしい、と考えるなら、ご家庭でも子どもを長い時間眠らせる戦略に、頭を捻ってください。日本睡眠学会第48回定期学術集会で、スタンフォード大学の志村哲祥先生、西野精治先生らが、「親の不適切な睡眠観念が子どもの睡眠不足を引き起こす」ことを発表しました。同学会では、「Pediatric Sleep Health」と題した特別企画で、子どもの睡眠衛生が議論されました。このようにアカデミアでも子どもの睡眠衛生増進を図る施策の社会実装の重要性が注目されてきています。たとえば、保育園における年長児の昼寝の日課は、夜間睡眠の後退を招き、日中の状態を悪化させるだけでなく、小学校入学後にも影響を及ぼし、昼寝習慣のない児童に比べて不登校傾向を強く示しますので、廃止が望ましいです。

　子どもの睡眠時間を増やすためには、単純に、親の睡眠時間を増やすことをお勧めします。コロナ禍に後押しされた在宅勤務の導入で、親の睡眠時間は延びたのでしょうか？　そこで、令和3年社会生活基本調査の、在宅勤務をしていた人に注目すると、通勤時間を睡眠時間に当てたためか、25〜34歳、および45〜54歳の在宅勤務群では、通勤群に比べて、睡眠時間が長い傾向がありました。しかし、35〜44歳の在宅勤務群の睡眠時間は通勤群と変わらず、育児時間のみ、通勤群より長いという差がありました。35〜44歳の在宅勤務群は、浮いた通勤時間を、育児の時間に当ててしまったようです。在宅勤務の導入により、時短勤務をフルタイム勤務に変更して、仕事の時間を延ばした方もいました。

第 1 章　睡眠と生産性

　育児と仕事の両立組では、在宅勤務で浮いた通勤時間を睡眠時間ではなく、育児や仕事に当てたようです。もちろん、仕事の時間を増やせれば収入面でも有利ですし、自己肯定感も上がり、日本人に特有の時短勤務の肩身の狭さも解消されて、喜びの声が多かったです。男性は、在宅勤務によって、育児に参加しやすくなりました。両親が出社している場合は、育児に手が必要な時間には、どちらかが仕事を切り上げなければならず、日本の場合は、女性がその役割を担うことが圧倒的に多いです。その場合には男性が遅い時間に帰宅して育児に参加したいと思っても、手が必要な時間帯は終わっていましたが、男性が最も育児の忙しい時間に育児を担うことができるようになったのは、在宅勤務の恩恵です。出社勤務を時短で切り上げていた女性にとっても、通勤時間が浮いただけでなく、タイムリーに家事ができ、勤務時間を増やせるという利点があります。その結果、女性の育児の負担はあまり減らないどころか、浮いた通勤時間を、普段、もっと手をかけたいと思っていた育児に当てたり、仕事に当てたりしてしまって、なかなか睡眠時間を増やせなかったようなのが残念です。親、特に母親の睡眠時間が増えると、子どもの睡眠時間も増えることがわかっています。

　働く親たちに、子どもの睡眠不足が子どもの将来に与える悪影響を、もっと啓発することには意味がありそうです。自分の睡眠はともかく、子どもの睡眠が子どもにとって無限の価値があることを知ったら、それこそ真面目な日本の親たちは、子どもの睡眠を増やす工夫をするのではないでしょうか。その点で、私たち公衆衛生家は、もっともっと日本の未来のために、

子どもの睡眠の大切さを、声を大にして伝えていかなければなりません。

女性の睡眠

そしてほかにも、特に女性が、睡眠時間を削って家事や育児を行っているらしい社会背景が見え隠れする結果として、OECD諸国で女性の睡眠時間が男性の睡眠時間より短いのは、日本、メキシコ、韓国、インドだけです。つまり、世界のほとんどの地域では、女性は男性より長く眠っています。ところが日本では、社会生活基本調査の結果、25〜40歳を除くすべての世代で、男性より女性の睡眠時間のほうが短いのです。そして、日本の25〜40歳は、性別にかかわらず睡眠不足です。女性が男性より長く眠らなければならない機序については科学的に明らかになってはいませんが、睡眠と性ホルモンの関係が深いこと、疫学的な事実として女性の睡眠時間が男性より長いことから、生物学的に女性の睡眠時間が男性より長い理由があると推測されます。少なくとも女性の睡眠時間が男性より短くてよさそうな証拠はありません。日本で働く人々は、男性も女性も、もっと眠ったほうがよいのです。

1979年に発表されたさだまさし氏の大ヒットシングル『関白宣言』には、「俺より先に寝てはいけない　俺より後に起きてもいけない」という歌詞があります。令和の男性がこんなことを言ったら大炎上するでしょうが、私の記憶の中でも母は早起きでしたし、祖母はさらに早起きでした。現在も出勤前に夜明けから起き出してお弁当を作る女性がたくさんいます。残念な

がら、手作りのお弁当を食べた子どものほうが健康になるというエビデンスはありません。

　ドイツの伝統的な夕食スタイルであるカルテスエッセンは冷たい食事という意味で、火を使わない料理です。諸外国のランチボックスの内容は、カルテスエッセンのようにシンプルな調理によるメニューがメインです。これだけが理由ではないでしょうが、親が子育てに費やす時間は父母とも、そして睡眠時間は父母も子どもも、日本よりドイツのほうが圧倒的に長いのです。子どもの成長にとっては、手の込んだ食事より、睡眠時間を１分でも延ばすほうが有利です。自分の睡眠時間を削ってでも、愛する家族の健康のために、きちんとしたものを食べさせたいという親心は激しく尊いものですが、何を食べるか以上に、大人にとっても、子どもにとっても、１分でも長く眠ることのほうが健康にとって好ましく、１分でも睡眠時間を削ることは有害なのです。家事にかけている時間を少しでも睡眠に回すことで、子どもも親ももっと健康になるのです。

　2024年、人口が日本の３分の２程度のドイツのGDPは、日本を抜いて、世界第３位になりました。2016年の睡眠による経済損失の対GDP比は、日本が3.2％、ドイツが1.7％です。

　誰にとっても１日は24時間しかないからこそ、大切な子どものために家事の時間を睡眠に当てる勇気を持ってください。

　職場と家庭の両立を頑張ると、つい睡眠時間が短くなるのはよくわかるのですが、睡眠不足は体力も判断力も落とし、結果としてちょっとした体調不良の機会が増え、家事も業務も効率が落ち、大きな生産性の低下につながります。家事であれ、業

務であれ、睡眠時間を削って仕事をするのは、最もムダな選択です。暴飲暴食などわかりやすく不健康な行動とは無縁でも、家族のために一生懸命尽くして睡眠不足になることで、結局、自分の命を削ってしまい、その結果、大切な家族に悪い影響を与えてしまうことを意識してください。

　睡眠と女性ホルモンには非常に深い関係があり、月経、妊娠、出産、更年期など、女性ホルモンの変化は、睡眠に大きく影響します。ざっくり言ってしまえば、女性ホルモンは私たちの健康に好ましく働いてくれますが、生物にとっては、どんなに好ましい変化でもストレスになります。

　女性ホルモンの分泌は、生殖年齢では普段から周期的に変動するほか、妊娠、出産では大きな変化があります。女性の健康がなぜ女性ホルモンに影響を受けやすいかというと、女性ホルモンは健康な状態であっても変化のタイミングの多いホルモンだからです。変動するホルモンに合わせて、体は細かな設定を変えていかなければいけないので、当然、仕事が増え、そのためにエネルギーを消費しなければならないのです。

　更年期は、その変化を予測しにくく、変化の個人差が大きい不安定な状態です。そして、10年にわたる更年期が過ぎると、いよいよ女性の健康を長きにわたって守ってくれた天然の女性ホルモンの力を借りられない人生の後半に至ります。更年期以降は、女性ホルモンの変動による影響はなくなりますが、女性ホルモンの好ましい影響もなくなるため、多くの睡眠障害をはじめ、心筋梗塞など動脈硬化性疾患の有病率などは、性差がなくなります。

繰り返しますが、生物学的には、性別によって好ましい睡眠時間に差があることはわかっていません。女性も男性も生物学的には充分な睡眠時間を取ることが重要です。もし性別による睡眠時間の差があるのなら、それは社会的な課題なので、睡眠マネジメントの出番です。

日本の睡眠政策

　日本の特徴である高齢者の眠りすぎ、および子どもと女性、そして働く人々の睡眠不足という社会課題の解決には、日本政府が公衆衛生的に取り組まなければなりません。

　この分野での取り組みとしては、2014年に「健康づくりのための睡眠指針」が公表され、2024年にはその改訂版として、「睡眠ガイド2023」が公表されました。

　2022年には、「国民の質の高い睡眠のための取り組みを促進する議員連盟」（略称：睡眠議連）が、国家レベルでの睡眠の重要性の理解や啓発を目指して発足しました。その規約として、国民が質の高い充実した睡眠を享受できるよう、アカデミア・産業界と緊密に連携して、科学的な知見や実証を重視した、実効性のある睡眠に関する対策を打ち出していくことを目的としています。

　2023年には睡眠議連への提言を目的とする日本睡眠協会が設立されました。

　具体的な進歩としては、2023年度に11年ぶりに母子健康手帳が改定され、子どもの寝姿勢や保護者の睡眠に関する質問などが追加されました。子どもの睡眠に対して、疑問を持つ機会

はなかなかないので、非常に有意義な一歩だと思います。「睡眠ガイド2023」では、子ども、成人（働く人）、高齢者に区分して、好ましい睡眠習慣を提示しています。

同じ2023年には、労働安全衛生法に定める産業医の過重労働面談対象者の事前問診として用いることが推奨される「労働者の疲労蓄積度自己診断チェックリスト」が中央労働災害防止協会により20年ぶりに改正され、睡眠や勤務間インターバルに関する項目などが加わりました。

とはいえ、学校保健安全法に定める学童の健康診断や労働安全衛生法に定める働く人の健康診断には、睡眠に関する問診や睡眠検査は含まれず、国民健康保険法に定める特定健診において、「睡眠で休養が充分とれていますか」という質問に対して、「はい」か「いいえ」で答えるのみです。

現在、日本睡眠学会や日本睡眠協会では、国民全員が睡眠健診を受けられる環境を提唱しています。制度として定着すれば何よりですが、その実現には時間がかかりますので、成人でも子どもでも睡眠についてほんの少しでも気にかかることがあれば、個人で睡眠外来を受診し、睡眠検査を受けてみてください。

株式会社心陽では事業者に向けて、国土交通省が商業運転手に推奨する睡眠時無呼吸症候群のスクリーニングなどの睡眠健診を提供していますので、睡眠に関心のある事業者は、ぜひお問い合わせください。

睡眠専門の医療機関を探す際は、「睡眠」や「スリープ」に「クリニック」や「外来」などを組み合わせて検索してください。睡眠学会の睡眠医療認定施設一覧や信頼できる治療支援サ

イトの睡眠時無呼吸症候群診療施設一覧なども参考になります。

　現在、日本では制度上、「麻酔科」や「耳鼻咽喉科」などの標榜診療科として、「睡眠科」という専門性の標榜が認められていません。そして、医学教育においても睡眠は必修科目ではありません。日本睡眠学会、日本睡眠協会は、睡眠を医学教育のコアカリキュラムにすることや、標榜診療科とすることを提唱しています。

　日本の医療制度では、困っていること（主訴）があれば、保険診療が受けられます。明確な主訴でなくてもいいので、気軽に受診してください。「睡眠について、何やらモヤモヤする」というような曖昧な主訴でもかまいません。睡眠に関わらない人はいないので、誰でも診療が受けられます。

　本来、どの医療機関を初診しても、医療機関の責任で適切な医療機関につなぐべきなのですが、初診という健康行動を起こした勇気をくじくような応対をする医療機関もあるようなので、初診は睡眠についての専門性を表明している保険医療機関がお勧めです。心陽クリニックでは、初診からオンライン診療を行っていますので、気軽にご相談ください。

　睡眠外来では、問診や心理質問紙を用いて自覚的な睡眠を分析すると同時に、医療機器として認可されたスリープテックにより睡眠を他覚的に測定した結果を解析し、自覚検査結果と合わせて、必要な睡眠マネジメントを指導します。

　睡眠は大人にとって、経済的な視点でもメンタルヘルスの視点でも身体的な健康の視点でも、非常に重要ですが、子どもにとっては、加えてその成長、発達において、大人以上に大切な

生命活動です。たとえば、子どもは原則として、いびきをかきません。子どものおねしょが長びいている、行動や感情の問題がある、いびきをかいている、眠るのを嫌がるなどの傾向があれば、一度、睡眠外来を受診してください。

本来、睡眠は非常に気持ちのよいもので、体が自然に欲するものです。成人でも、睡眠に対して嫌な気持ちがあるという場合は、確実に睡眠障害があります。大人も子どもも「眠るのが好きじゃない」場合は、必ず受診してください。

有業者の睡眠

本書のテーマは生産性を上げるための睡眠マネジメントですから、ターゲットとなるのは社会人、有業者の睡眠です。

ほかの国と比較して、日本の有業者の睡眠時間は短いと評価されています。なぜ、日本の有業者の睡眠時間は短いのでしょうか。日本の長時間労働は大きな社会問題であり、生産性を向上するための働き方改革の柱として、日本政府は長時間労働の是正に取り組んでいます。

確かに、労働時間が長くなると勤務間インターバルが短くなり、余暇の絶対時間が短縮するため、睡眠時間が短くなるというからくりは自明です。図6に示す池田大樹先生の研究結果からは、勤務間インターバルが短いほど、睡眠時間が短くなることと睡眠に対する満足度が低下することがわかります。

また、「脳・心臓疾患の認定基準に関する専門検討会報告書」（2001年）は、1日の労働時間が8時間を超えて、時間外労働を2時間程度、4時間程度及び5時間程度行っているとする

第 1 章　睡眠と生産性

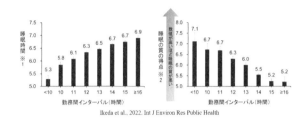

図6　勤務間インターバルと睡眠時間および睡眠の質の関係

と、これが1カ月継続した状態では、それぞれ睡眠時間は平均して7.5時間、6.0時間及び5.0時間となると算出しています。

労働政策研究・研修機構「データブック国際労働比較2016」およびILO「ILOSTAT Database」によると、週に49時間以上働いている日本の労働者の割合は21.3％で、ドイツの10.1％の2倍以上です。週に49時間以上働く場合、週休2日、通常就業時間を8時間（休憩1時間）と仮定すると、1日の残業時間は1.8時間以上、勤務間インターバルは13時間以下になります。欧州連合（European Union：EU）では、先行研究をヒントに、11時間未満の勤務間インターバルを禁じています。勤務間インターバルが11時間を下回るのは、1日の平均時間外労働が4時間以上の場合ですが、「我が国における勤務間インターバルの状況―ホワイトカラー労働者について―」（永井恵子・石井竜太、『統計』2017年9月号）によると、勤務間インターバルが11時間未満のホワイトカラーの労働者は全体の10.3％です。総務省「労働力調査」によると2021年の週に60時間（週休2日、1日8時間、休憩1時間を通常勤務とすると、1日時間外

労働4時間程度）以上の時間外労働をしていた労働者の割合は5.0％です。長時間労働の割合は、働き方改革とコロナ禍の影響のためか、年々、減少傾向にあります。にもかかわらず、睡眠時間も減少傾向にある事実から、長時間労働単独で日本の有業者の睡眠不足を説明するのは無理があることがわかります。とはいえ、睡眠時間の確保という点からも、生産性の向上という点からも、労働時間の適正化は引き続き、国としても事業者としても従業員としても進めていくべきでしょう。

　長時間労働の是正は事業者マターですが、長時間労働者を対象とする産業医の過重労働面談で私は、労働者個人でできる睡眠時間を延ばす工夫として、在宅勤務を考慮する、転居を視野にいれる、平日だけでも会社の近くに宿泊するなどの、通勤時間を短縮する指導をしています。また、帰宅後の食事や入浴は省略して、睡眠に当てることを勧めています。子育てや介護など、家庭の役割に、余暇を消費する方も多いです。介護や子育てにおいて、家族にしかできない役割は大きいのですが、睡眠不足によって生産性が下がり、不健康になってしまえば、その重要な役割を果たせなくなります。家族としての大切な役割を果たすためにこそ、省略できるプロセス、外注できるプロセスに目を向けて、自分の睡眠時間を確保しましょう。親として、子として、ケアを提供する役目にこだわりすぎて、ケアを受ける側の家族の睡眠時間をも縮めてしまうリスクがあることにも注意をしてください。

　過重労働があってもなくても、余暇の8時間25分程度を睡眠に当てることを、最優先してください。

第1章　睡眠と生産性

　子どもの睡眠時間に対する親の認識が子どもの睡眠不足を招くという研究を紹介しましたが、大人である有業者の睡眠時間にも同じように「本人の認識」が重要だといえそうです。
「睡眠ガイド2023」には、推奨事項として成人の睡眠の冒頭に、「適正な睡眠時間には個人差があるが、6時間以上を目安として必要な睡眠時間を確保する。」と記載されています。この表現を誤解して、産業保健専門職の中にも、「最低6時間眠ればいい」と捉えてしまう傾向があります。少し長めに引用しますが、「睡眠ガイド2023」には、「ただし、適正な睡眠時間には個人差があり、6時間未満でも睡眠が充足する人もいれば、8時間以上の睡眠時間を必要とする人もいます。こうした個人差や日中の活動量による補正を考慮すると、成人では、8時間より1時間程度長い睡眠時間も適正な睡眠時間の範疇と考えられます。主要な睡眠研究者の意見をまとめ作成された適正な睡眠時間における米国の共同声明でも、6〜8時間の睡眠時間を核としながら、成人では長めの睡眠時間（〜10時間）も許容されています。」と、8時間から10時間を適正な睡眠時間とする成人も一般的だと記載されています。大谷翔平選手が最低10時間、休日には12時間以上睡眠するのは有名ですが、「活動量による補正」という表現がこんなにピッタリ当てはまる例はありません。前人未到の活躍をするコツは、人よりたくさん眠ることです。
　6時間ちょうどで充分な成人は、9〜10時間睡眠しなければ足りない人と同様、多数派ではないことを認識して、まずは余暇を優先的に睡眠時間に当てる努力から、はじめてください。

実際の面談や診療では、「最低、何時間眠ればいいですか？」と、よく聞かれます。

　このようなご質問も受験大国日本のなせる業なのでしょうか。健康指標に、最低合格ラインのようなものは存在しません。

　あなたが生まれつき持っている本能的に充分な睡眠時間は、後述する実験のように、自然な睡眠を妨げるあらゆる条件を排除した空間でしか確かめられません。

　それでも、OECD全体平均が505分（8時間25分）であることを参考値とすれば、「505分に満たない睡眠時間なら、1分でも長く眠るほどいい」という回答になるでしょう。

　睡眠中は意識がないので、能動的に睡眠マネジメントを行うのは覚醒中です。眠ろうと思っても眠れない体験が誰にでもあるように、意志の力で眠ることはできませんが、意志の力で横になることはできます。

　睡眠マネジメントの基本は、「とにかく、たくさん、寝ること」です。

　睡眠を専門とする有業者の私は、睡眠が大好きで、毎晩、投資の意識を持って、とにかく、たくさん、寝ています。私は現在、更年期の真っ只中ですが、臥床時間は8時間以上を心がけています。

　48歳の後半に、数日間連続してうまく眠れなかったので、更年期の症状だと気づいて、ホルモン補充療法を開始しました。ホルモン補充療法開始後、3週間程度で、不眠の自覚は軽減しましたが、更年期前の水準には回復していません。他覚検査で

第1章　睡眠と生産性

は、明らかに睡眠呼吸障害が増悪しました。

　更年期は閉経の前後5年間、合計10年間も続く、人生100年としても10％を占める長い期間です。年齢を重ねながら、自分の睡眠と向き合い、適切な睡眠習慣に調節していくことが重要だと感じます。

　2015年に心陽クリニックを開業したのをきっかけに、私は睡眠に関心を持ちはじめました。図7に、私の臥床時間と睡眠時間の推移を示しましたが、記録をはじめたのも数年経ってからですし、睡眠時間を延ばそうと強く意識してから習慣化するまでに、年単位の時間がかかっていることがわかります。成人の行動変容には時間がかかりますが、必ず成果は出ます。

　皆様も本書を読んですぐに、5時間睡眠を8時間睡眠にするのは難しいでしょう。少しずつでも、理想に近づけることに意味がありますので、頑張ってください。

　図7の私の記録では、ここ数年は臥床時間を延ばしても睡眠時間が増えていませんが、更年期の影響がはじまったのが2021年の初頭なので、睡眠の効率が悪くなっているのは、更年期の影響かもしれません。

　臥床時間がどんどん長くなっていく傾向は、私の睡眠知識レベルがどんどん上がっている傾向と重なります。知識が増えるほど欲が出て、臥床時間が

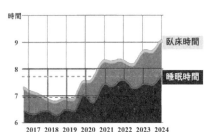

図7　私の睡眠時間の変化

増えているようです。

最近では、睡眠マネジメントのおかげで気力、体力、集中力が高まり、私の生産性は、どんどん高くなっています。

睡眠と生産性

睡眠時間と1人当たりGDP

睡眠時間が短くなればなるほど、健康リスクが増大するという関係があり、その健康リスクには、身体的な病気やメンタルヘルス不調のほか、生産性低下や労災事故という社会的な健康リスクが含まれます。

生産性低下のリスクを減らし、生産性を増大させたいとき、睡眠時間を増やすのは最善の策です。

図1（P25）には、個人の睡眠時間と関係するバイオ・サイコ・ソーシャルの健康リスクの具体例を示しましたが、図8（P60）には1人当たりGDPを横軸、平均睡眠時間を縦軸として、各国をプロットしました。1人当たりGDPは、社会的な健康である生産性の指標です。

図2（P33）に比べて図8中の各国の平均睡眠時間が短いと気づいた方は鋭いです。図8の「The Economist」による調査は、自記式アンケートベースではなく、一種のスリープテックであるスマホアプリによる睡眠時間データを用いています。そのため、この調査における日本の平均睡眠時間は6時間20分で、OECDが採用している7時間22分よりいくらか現実的で

す。図7（P57）の記録も同じスマホアプリを用いました。

　私たちが自覚的に「睡眠時間」として捉えている時間は、正確には「眠るために横になっている時間」であることが多いです。本書では、この時間を「臥床時間」と表現しています。「臥床時間」には、生物学的には睡眠していない、すなわち覚醒している時間が含まれています。この臥床時間と睡眠時間の差については後述しますが、スリープテックはこのギャップを解決する、手っ取り早い手段です。

　この調査のもとになっているアプリでは、「就寝時間」を「これから寝ますよ」というスマホの操作による臥床開始の意思表示から、「ただいま起きましたよ」という、やはりスマホの操作による臥床終了の意思表示までの時間として、「睡眠時間」と区別しています。臥床時間と就寝時間は長さが逆転したり、完全に一致したりしますが、アプリの測定記録上の「睡眠時間」は「就寝時間」より確実に短くなります。

　アンケートで自覚的な睡眠時間を尋ねる場合、当然ですが、回答は「睡眠時間」より「就寝時間」や「臥床時間」に近づきます。そのため、この調査では、アンケートをもとにした臥床時間に近いOECDの7時間22分より、「睡眠時間」が約1時間も短くなっているのでしょう。図7（P57）で示した臥床時間はアプリ上の就寝時間に対応します。

　のちほど、スリープテックを用いたセルフ・モニタリングについて紹介しますが、時はまさにスリープテック全盛時代、世界中に利用者が拡大しています。睡眠レベルが可視化できる、いびきを録音できるのは序の口、周囲の騒音や照明についてモ

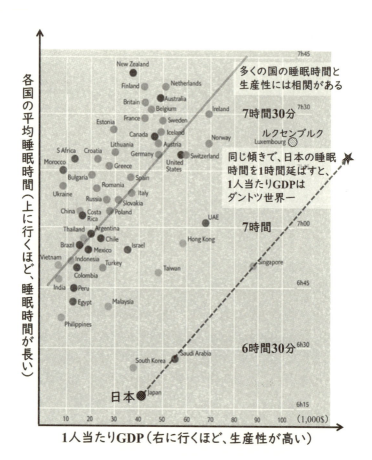

図8　睡眠時間と1人当たりGDPの関係

ニタリングするだけでなく、PVT（Psychomotor Vigilance Test：精神運動覚醒検査）を用いた覚醒状態の評価や、睡眠時無呼吸症候群リスクのチェックまで、機能が広がっています。

　図8は、縦軸を国ごとの平均睡眠時間、横軸を生産性指標で

ある1人当たりGDPとして、各国の実態をプロットしています。睡眠時間が6時間45分から7時間45分の範囲で、諸国のプロットが帯状に集まっていて、平均睡眠時間が長い国ほど、国民の生産性が高いという明らかな一次相関関係があります。

平均睡眠時間が6時間20分で最も短い日本は、多くの国々が集まっている座標からは外れています。このようなデータを外れ値といいます。日本は分布上、睡眠時間が短い割には生産性が高いという特徴があるのです。その特徴は国民として誇らしいものですね。

日本は外れ値ですし、ちょっと強引で科学的ではありませんが、仮に諸国と同じ一次相関関係を当てはめれば、平均睡眠時間を1時間延ばすだけで、1人当たりGDPが世界一高いルクセンブルクを抜いて、この図の枠外に躍り出ます。ルクセンブルクも外れ値なので、同じく外れ値の日本にも期待が持てます。

もちろん、この図でわかることは、あくまで平均睡眠時間と1人当たりGDPが多くの国において相関することのみで、睡眠時間が長いから生産性が高いのか、生産性が高いから睡眠時間が長いのか、それとも単なる偶然なのかはわかりません。外れ値の日本の睡眠時間が延びると、どのような変化が起きるのかは、延びてみないとわかりません。

とはいえ、2つの項目に因果がなくても、明らかな相関がある場合には、どちらかの操作で一方が動くことが科学的に証明されています。

睡眠時間を延ばすとどうして生産性が高くなるのかわからなくても、やってみる価値はある、まさに、「果報は寝て待て」

というわけです。

プレゼンティーイズムとアブセンティーイズム

　健康経営とは、従業員が健康になると企業の社会的価値が上がるということわりを活かして、企業が主に健康という従業員の人的資本に投資する結果、企業価値や業績などの向上というリターンを得る経営戦略です。

　健康と生産性、睡眠時間と生産性に関係があることは明らかなのですが、そのからくりについての研究も進んできています。

　人の伸びしろ、ポテンシャルは無限なので、健康な人がもっと健康になったときに、どれだけパフォーマンスが上がるのかを正確に予測するのは難しく、必ず過小評価されてしまうことがわかっています。一方働く人の体調が悪くなると、どのように業績に響くのかについては、かなりエビデンスが積み上がってきました。

　毎年、増え続ける医療費が話題になっているので、健康の問題による経済損失のからくりの多くは、医療費によるだろうと考える方が多いでしょう。医療費を誰がどう負担するのかについては、国ごとの医療制度に大きく依存しますが、日本は国民皆保険制度のおかげで、企業の負担割合は大きくありません。

　それではなぜ、健康の不調が企業の経営活動に負の影響を与えるのかは、皆様自身の体調や気分がいまいちな勤務日の行動を振り返るとわかります。

　起床直後から、明らかに出勤できないほど具合が悪い場合は、仕事を休んで受診するかもしれません。それでは、出勤す

第1章　睡眠と生産性

る朝が、元気いっぱいで万全かというと、「完璧ではないけど、休んで病院に行くほどではない朝」がほとんどではないでしょうか。毎日、起床直後からやる気が漲って、心身が元気いっぱいという方のほうが稀でしょう。

正直なところ、睡眠マネジメントを身につけるまでの私も、どこか体調が悪い、万全ではないのが日常的で、それを気にも留めていませんでした。頭痛や肩こり、眠気のある状態のまま、仕事をしていたのです。そして、周りの同僚も似たようなものでした。ちょっと不調なくらいで、仕事を休もうとか、受診しようとかなんていうアイデアを、医師の私ですら思い浮かべたことはありませんでした。

多くの方にとって、万全ではないけれど休むほどではない、という朝は日常的でしょう。

産業医面談で明らかに医療が必要な方に受診を勧めると、しばしば、「まだ、病院に行くほどではない」と返答されます。別の機会に、受診の作法についても皆様にぜひ、お伝えしたいのですが、プロの私に言わせれば、「受診は早ければ早いほどいい」です。受診が禁忌という状態はありません。ちょうど、ボヤなら消せるのに、燃え広がった火はどうにもならないのに似ています。火災による被害を防ぐ最善の手は、火の用心の心がけによる防火ですが、万が一、火が出てしまったときでも、被害が小さければ素人でも消せます。コップ1杯の水で消し止められるような事故の場合には、消防車を呼ぶこともなく、ヒヤリハットにすら数えないかもしれません。

おそらく119番に通報しないような火の事故と同じような意

味合いで、ちょっとした不調は専門家に依頼するまでもないと考えるのかもしれませんが、医療機関の場合は、119番で救急車を呼ぶ前に、通常診療時間内受診という選択肢があります。

小さな変化をきっかけに平日の診療時間内に受診することで、救急車を呼んだり救急外来を受診したりするリスクを低減することは、皆様の健康はもちろん、医療従事者の健康にも、社会全体の健康にも好都合で、医療費も節約できるユニバーサルな行動です。

さて、「万全ではないけれど、休むほどではない」という日に出勤すると、当然、自覚的にも他覚的にも万全の実力は発揮できません。産業医として日本の企業を俯瞰すると、万全の実力を発揮できない状況が日常的すぎて、自覚も他覚も鈍っているようにも見えます。勤怠管理上は通常通りの勤務をしていても、パフォーマンスが充分に発揮できていない場合、会社が期待する売上と実際の売上にギャップが出ています。

もちろん、職種によっては売上で測れない仕事もありますが、ここではわかりやすく、1時間に100ポイント、1日8時間労働で800ポイントの会社への貢献をすることを期待されている従業員がいると仮定します。会社は800ポイントの貢献を期待して、人件費のほか、業務のための諸々の経費をかけます。

ところが、たとえば1時間の睡眠負債で万全の状態の8割の実力しか出せなければ、8時間働いても640ポイントしか稼げません。このとき、期待との差額の160ポイントの仮想コストを、健康経営領域では、「プレゼンティーイズム（Presenteeism)」と呼びます。プレゼントは出勤しているという意味ですので、実際に具合が悪くて休んでしまったときのコストは、「アブセンティーイズム（Absenteeism）」と呼ばれます。アブセントは欠勤しているという意味です。アブセンティーイズムとは、健康の問題で欠勤、遅刻、早退など、通常勤怠通りに勤務することができずに、契約上の通常勤怠に穴が空くことによる損失額を指します。たとえばこの従業員が半休を取れば400ポイント、全休を取れば800ポイントのアブセンティーイズムになります。

160ポイントのプレゼンティーイズムを取り返そうと２時間の残業をした場合、会社は２時間分の諸経費を追加で負担することになり、残業禁止の法令にも違反します。所定の休憩を取りながら２時間残業すれば、起床後、10時間を超えているので、時間当たりのパフォーマンスは確実に80ポイントを下回ります。

一方、睡眠不足によるプレゼンティーイズムをスキップするため、１時間のアブセンティーイズムを払って１時間遅刻して、100％の元気で定時まで７時間働くと、700ポイントを稼ぐことができます。この場合、睡眠不足で出勤した場合のプレゼンティーイズムの160ポイントより少ない100ポイントのアブセンティーイズムで済むことになります。当日は残業しないで定時で帰宅し、充分な勤務間インターバルのあと、充分な睡眠を取れれば、翌日のプレゼンティーイズムもアブセンティーイズムもかかりません。

企業の「健康経営」ガイドブック（経済産業省）によると、健康関連総コストのうち、77.9％をプレゼンティーイズムが、

4.4％をアブセンティーイズムが占めています。永田智久先生、ロナルド・レプケ（Ronald Loeppke）先生らがコラボヘルス研究会のデータをもとに行った研究では、プレゼンティーイズムが64％、アブセンティーイズムが11％、外来医療費と薬剤費が合わせて21％、入院医療費が４％という結果でした。

　たとえ具合が悪いのに出勤したとしても、欠勤するよりは貢献できるのだから、出勤した日の経済損失が、欠勤した日の18倍とか６倍とかいうのは、ピンとこないかもしれませんが、塵も積もれば山となるのです。

　自分の胸に手を当てて考えると、おそらく皆様、思い当たる節があると思うのですが、少なくともパフォーマンスが半分以上出せそうだったら、惰性で出勤してしまうのではないでしょうか。しかし、前述の例の通り、８割パフォーマンスのプレゼンティーイズムは、１時間のアブセンティーイズムより大きいのです。

　しっかり休んで受診し、療養して、100％のパフォーマンスで出社したほうが、自分にとっても会社にとっても便益があります。従業員が自分のパフォーマンスを保ちやすいような職場環境を形成することこそが、健康経営です。そのためには、事業者がこのことわりをしっかり認識することです。

　出勤さえすれば、本人が受け取る給与は減りませんから、療養や受診でかかる費用が惜しいと思うのも当然ですが、８割のパフォーマンスを継続するなら、しっかり３日間を受診と療養に当てたほうが、１カ月の経済損失は少なくなるのです。有給休暇を使えば収入も減りません。何十年という長い就業人生を

通して考えれば、しっかりケアしてパフォーマンスを維持する働き方による経済的な利得は、たいへん大きくなります。

プレゼンティーイズムは企業にとって、社会にとっての損失ですが、個人にとって、本人にとっても確実に損失です。

会社のためではなく、第一に自分のために、自分のプレゼンティーイズムを減らしましょう。それが結果として会社のためにもなることがわからず、「這ってでも来い」と命じるような上司のいる会社なら、メンバーでいる意味はないかもしれません。

睡眠と勤務間インターバル

プレゼンティーイズムとはすなわち単位時間当たりの生産性低下によるコストですから、プレゼンティーイズムを減らすためには、睡眠時間を増やすのが最も効果的です。

万全のパフォーマンスで就業時間を8割の6時間24分に減らすと、パフォーマンス8割で8時間就業するのと同じ貢献で、休憩時間を入れて1日110分、2時間近く「余暇」が増えます。この余暇を睡眠に当てて、万全のパフォーマンスを維持し続けようというのが、本書における私の主張です。

反対に8割のパフォーマンスだから1日2時間、7割のパフォーマンスだから1日4時間の残業をする羽目になるという表現も可能ですし、100％のパフォーマンスで仕事をはじめても、起床後、12時間も経てば生産性は2割以上下がるので、どんなに条件を整えても、残業にはプレゼンティーイズムが発生します。

単位時間当たりの生産性低下を放置すると、同じタスクを片

づけるために長時間労働をせざるを得ず、結果として余暇が減り、睡眠時間が減り、生産性はどんどん低下していきます。8割が7割になり、6割になり、5割になっても、多くの企業ではそのパフォーマンス低下に相当するだけのマイナス評価はされないかもしれませんが、だからといってこの悪循環に甘んじているのがウェルビーイングだと私は思いません。

　日本は、生産性の向上を目的として働き方改革に取り組んでおり、その大きな柱が、長時間労働の是正です。長時間労働是正の実現に向けた法改正により、2019年から勤務間インターバル制度の導入が事業者の努力義務となりました。勤務間インターバル制度の導入により、従業員の睡眠時間を確保し、健康リスクを低減して、プレゼンティーイズムなどの健康関連コストを削減することが期待されます。働き方改革や健康経営の唯一最大の目的は、「生産性の向上」です。「労働者の健康増進」はそのプロセスでしかありません。

　一般に労働時間の適正化の目的を、労働者の健康のためだと誤解する向きが多いのですが、労働条件の制限は働く人々の人権を保護するためにあります。この点は学者や産業医の多くも誤解しています。人権はウェルビーイングを求める権利であり、健康第一とは概念が異なります。

　労働時間を適正化して、人権を尊重し、その上で生産性を拡大するという文脈において、睡眠衛生増進は喫緊の課題です。

　いまだに従業員に対して「残業するな」、「早く帰れ」と指示する管理職や事業者がいて言葉を失いますが、生産性を高めたいのなら、「充分に睡眠時間を確保するまで出勤するな」と指

示するべきでしょう。従業員が睡眠不足のまま出勤することを許している限り、会社の経営は上向きにはなりません。

　勤務間インターバルとは勤務の終了時刻から翌始業時刻までの休息期間のことをいい、本書で用いる「余暇」に近い概念です。欧州連合では2003年からEU労働時間指令により、労働者は24時間毎に最低でも連続11時間の休息期間（daily rest period）を設けることとされています。導入から20年を経て、その成果は賛否両論です。

　図6（P53）で示した通り、勤務間インターバルが短いほど睡眠時間は短くなる傾向があり、11時間未満の短い勤務間インターバルであるクイックリターンでは、平均睡眠時間が6時間未満となっていました。また、勤務間インターバルが短いほど、睡眠課題が大きいことも報告されています。その他、勤務間インターバルと疲労感や血圧が関連し、勤務間インターバルが短いほど疲労感が強く、拡張期血圧値が高いことが報告されています。これらはいずれも日勤労働者を対象とした研究で得られた知見ですが、夜勤・交替制勤務者でも、クイックリターンが睡眠障害や眠気、疲労、病気欠勤などと関連することが多数報告されています。ノルウェーの研究では、シフト勤務の勤務間インターバルを増やすだけで、看護師の眠気や不眠症状が軽減したことがわかりました。

　私は単純に勤務間インターバルを増やすだけでなく、その時間を積極的に睡眠に当てるための働きかけが必要だと考えています。勤務間インターバル制度を導入しても、増えた勤務間インターバルを睡眠時間に当てない限りは、単位時間当たりの生

産性は伸びません。この点がEUで勤務間インターバル制度に賛否両論の議論がある原因です。

　日本では、働き方改革関連法により、2019年から勤務間インターバルが企業の努力義務として推奨されてはいますが、具体的な時間が明示されていません。これは国土交通省が、商業運転手の点呼時に「充分な睡眠時間が取れているか」という質問を義務づけているのに具体的な睡眠時間を明示していないのと並んで非常に曖昧で、むしろ労働者の睡眠衛生を損ないかねない条項であると私は考えています。

　事業者が勤務間インターバル制度を導入する際には、最低11時間、できれば11時間を超える勤務間インターバルを設定し、そのうち8時間以上を睡眠に当てることを推奨するという条件を必ず明示してください。

　健康経営度調査の「Ⅱ．ワークライフバランスの推進」の「Q44．適切な働き方の実現に向けて、どのような取り組みを行っていますか。(いくつでも)」の〈a.労働時間の適正化〉には、「6 勤務間インターバル制度を設けている」とありますが、勤務間インターバルを11時間未満に設定して、この項目に実施のチェックをしている健康経営優良法人認定企業もあるのです。

　正しい勤務間インターバル制度を導入した企業だけが生産性向上という成果を得られるでしょう。

　ストレスチェック結果を用いた私の研究では、長時間労働がなくて不眠症状がある場合にも、不眠症状がなくて長時間労働がある場合にも、高ストレスになりやすいことがわかりました。

第1章　睡眠と生産性

睡眠中は意識がないので、不眠症状を感じるのは覚醒中です。不眠症状がある従業員は、睡眠時間にかかわらずプレゼンティーイズムがあります。また自覚症状がなくても、睡眠不足は心身の健康を損ないます。睡眠不足があれば不眠症状がなくても、プレゼンティーイズムの原因になります。

　睡眠外来では、自覚的な睡眠課題に対してはもちろん、自覚的な課題感が皆無であっても他覚的な睡眠課題を、睡眠時間はじめ客観的な睡眠の評価をして発見し、必要な介入をします。

　不眠の自覚症状がある場合、それだけで医療介入する理由になりますが、自覚症状がないほど睡眠時無呼吸症候群の重症度が高いという報告や、睡眠時間が長すぎるほど不眠症状が重いという報告などがあります。睡眠外来では、自覚所見と他覚所見を独立して専門的に評価しながら、それぞれの因果や交絡を検証していきます。

　研究者の間では、長時間労働と健康リスクの関係には、睡眠不足が交絡していると考えられています。しかし適切な労働時間管理で勤務間インターバルを充分に確保していたとしても、睡眠時間が短いと、メンタルヘルス不調や不眠症状、プレゼンティーイズムとの関連が強いことが日本の研究で報告されています。また、勤務間インターバルにおいて、メールや電話による仕事の連絡が多いと、疲労感が強くなることも同じく日本の研究で報告されています。

　事業者においては、長時間労働の是正と睡眠時間の確保という睡眠衛生の増進を両輪で進めることが、身体的にも精神的にも社会的にも健康な職場形成につながります。

睡眠とプレゼンティーイズム

日本の研究によるプレゼンティーイズムの原因と損失額のランキングを図9に示しました。

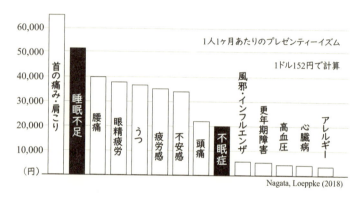

図9　日本のプレゼンティーイズム原因

睡眠不足と不眠症は、図9において研究デザイン上、独立したプレゼンティーイズム原因として評価されていますが、互いに合併し、明確な区別が難しい場合も多いです。そしてほかの原因同士の関係も同様で、プレゼンティーイズム原因となるリスクを複数抱えている労働者が多く、リスク数が増えるごとに総プレゼンティーイズム額は単なる足し算以上に指数関数的に増えることも確かめられています。特に睡眠不足は首の痛み・肩こり、腰痛、頭痛などの慢性疼痛、眼精疲労、うつや不安感などのメンタルヘルス不調、疲労感、風邪・インフルエンザ、更年期障害、高血圧、心臓病、アレルギーというランキング上

位14項目のすべてと関係があり、睡眠不足で増悪したり、頻度が増えたりすることがわかっています。睡眠不足を解消するだけで、これらすべての損失を軽減することが期待できます。睡眠時間に投資する意味の大きさが、よくわかります。

　私は公衆衛生の専門家として、また臨床に従事する保険医として、日本の診療制度が、医療サービスの受け手に有利に設計されていると知っていると同時に、その制度設計についての情報が、有利であるはずの受け手の皆様に浸透していないために、医療サービスの成果が期待値を大きく下回っていると感じています。教育やメディアの戦略など、社会的な情報操作の結果のせいか、働く人に限らず、非医療者の多くは受診を、健康リスクを低減する行動とは考えておらず、むしろ受診や内服を、健康を損なう行動と捉えています。「できれば薬に頼りたくない」、「本当にだめになったら受診する」というような表現をよく耳にします。普段から小さな変化をきっかけに、積極的に通常診療時間内に受診することで受け取れる便益は非常に大きいのです。

　国民皆保険と義務教育が制度化されている日本で、受診の作法を学ばないカリキュラムは馬鹿げています。正しい医療機関の利用作法が国民に広がるだけで、健康寿命の延伸と医療費の削減が同時に叶うでしょう。医療制度に対する日本国民の無知の責任は、教育の機会を与えていない日本政府と、商業的な情報しか与えないメディアにあります。医学部を卒業した私でさえ、公衆衛生大学院で学び、自分が診療報酬制度に則った診療所経営を行うまで、何もわかっていませんでした。私たちは構

造を知れば、自発的に行動できる優秀な国民です。国は国民をもっと信じて、伝える努力をしてほしいと思います。

　たとえばアレルギーによるプレゼンティーイズムは、かなり多くの場合、治療によってゼロにまで低減できます。プレゼンティーイズム原因となる慢性疾患や生活習慣病などの非感染性疾患の治療薬の長期投与の安全性は保証されていて、公衆衛生学的には無症状でも内服したほうが長命だという結果が出ている薬剤も多いです。高齢者の睡眠で警鐘を鳴らした睡眠薬のように、依存性や耐性のある薬物をいたずらに内服するのは危険ですが、医師の処方でプレゼンティーイズムやアブセンティーイズムを減らすのは、社会保障費の最も適切な使い道といえるでしょう。

　日本睡眠学会第48回定期学術集会で経済産業省ヘルスケア産業課の橋本泰輔課長が、今後高齢化と労働年齢層の減少を迎える日本の社会保障費をできるだけ労働年齢の皆様に長く負担させるために、健康経営の名のもと、企業が従業員を健康にしてほしい、そういう国への貢献を企業に還元するために健康経営優良法人認定制度があると説明していました。私には虫のいい話に聞こえましたが、日本政府が健康経営を、企業による国家への貢献と捉えているなら、大々的に取り組んで日本政府から評価されるだけでなく、つまらない名誉や認定以上の実利を、妥当な健康経営戦略でどんどん得てしまいましょう。

　米国のシンクタンクであるRAND研究所は2016年、報告書「Why sleep matters — the economic costs of insufficient sleep」で、睡眠時間が6時間未満の労働者による日本の損失

額は、労働日数にして年間平均60万4,000労働日、GDPの3.2％、約18兆円であると指摘し、睡眠時間が6時間未満の労働者が7時間の睡眠を開始した場合には、10兆円以上の経済効果が見込まれると試算しました。どの国にとっても生産性という観点で睡眠衛生増進は大きな注目を集めていますが、日本の睡眠による経済損失は、他国と比較して、高いGDP比を占めています。図8（P60）の調査結果と合わせて、全国民が1時間ずつ睡眠時間を延ばす価値はあると私は信じています。

　不眠症は、睡眠不足や睡眠に対する不満や不安などの自覚症状によって、日常生活に負の影響が生じる状態です。高齢者のように、充分に臥床しているのに自覚症状を感じる場合もありますが、働く人が訴える不眠症の多くは、睡眠不足症候群そのものである場合が多いです。睡眠不足症候群に続いて頻度が高いのが、ある報告では睡眠障害の67.3％を占める睡眠時無呼吸症候群（SAS：Sleep Apnea Syndrome）で、次が29.7％を占める不眠症です。また睡眠時無呼吸症候群のうち37.9％が不眠感を自覚し、不眠症の92.3％が睡眠時無呼吸症候群であるという報告もあります。これは臨床的な実感とも矛盾しません。睡眠不足症候群や外因性概日リズム睡眠障害のような社会的な睡眠障害、睡眠時無呼吸症候群のような生物学的睡眠障害、そして不眠症のような精神的睡眠障害は、明確な区別は難しく、現実には複数の睡眠障害が合併しています。

　いずれにせよ、睡眠課題を放置すれば月に何万円もの損失につながってしまいますので、まずは本書の睡眠マネジメントを実践してください。同時に保険診療で通常診療時間内に、睡眠

外来を積極的に受診してください。通常診療時間内の受診で専門家の知恵を借りるのは、他者への依存ではなく積極的な自分磨きであり、セルフケアなのです。

　カナダの研究によると、不眠症による経済損失のうち、医療費が占める割合は1％未満で、その4分の3以上の76％はプレゼンティーイズムによるもの、15％がアブセンティーイズムによるものでした。前述の日本の研究では、あらゆる原因による経済損失のうち、25％が医療費、64％がプレゼンティーイズム、11％がアブセンティーイズムという結果でしたから、ほかの健康課題に比べて、睡眠による経済損失のうち、生産性の占める割合が高いことがわかります。

　高熱とか痛みとかに比べて、眠気やいびきで欠勤して受診することは少ないでしょう。睡眠は、あまりに日常的すぎて、受診という非日常に結びつきづらい点が難しいところです。しかし睡眠時無呼吸症候群など一部の睡眠障害は、積極的な受診によって大きな生産性向上が期待できる健康課題のひとつなのです。

睡眠診療と生産性

　睡眠不足やいびきなどで受診するというイメージはないかもしれませんが、睡眠課題を放置せず、早期にしっかりと解決しておくことで、単純に未来の医療費支出を節約できます。睡眠不足によってさまざまな健康リスクが高まることが科学的にわかっていますから、国民の睡眠時間が短いと間違いなく医療費は増えます。日本の医療費がGDPに占める割合はどんどん増え

第 1 章　睡眠と生産性

て、2021年度は8.1％でした。

　図10に示す米国の研究によると、不眠症を放置した場合には、不眠症を治療した場合と比べて、10年間であらゆる疾病に対する医療費が900万円近く高くなりました。

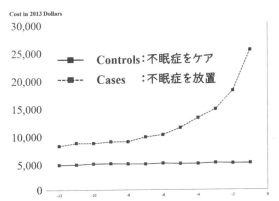

図10　不眠症のケアと医療費の関係

　カナダの研究によると、不眠症による経済損失の76％がプレゼンティーイズムで、1％が医療費でしたが、早期に不眠症を解決しておくことで、大きなプレゼンティーイズムを減らすことができ、未来のあらゆる疾病に対する医療費を節約することができると思えば、これほど好条件の投資はありません。

　毎日、規則正しく8時間25分以上臥床しているのに、睡眠に対する課題がある場合には、おそらく生活習慣の改善だけでは対処しきれない睡眠障害があると考えられます。自覚的に不快

感がなくても、電車の中や会議の途中で居眠りしたり、尿意で睡眠の前半に覚醒したりする場合には、迷わず睡眠外来を受診しましょう。

　現在は働く人々のために、早朝や夜間、土日に診療する医療機関も多く、院長の専門性や考え方なども簡単に検索できますので、勤怠に穴を空けずに通常診療時間に受診するのは難しくないでしょう。医科の敷居が高ければ、歯科で相談するのもお勧めです。睡眠時無呼吸症候群は口腔周囲、頭頸部の観察から疑うことができるので、むしろ医科より歯科の医師の専門性が有利なのです。歯科にも睡眠歯科というサブスペシャルティがあります。歯科クリニックでは、所見がなくても感じよく対応してくれて、クリーニングなど健康な状態を維持するためのヘルスケアの指導や支援もしてくれます。本来、医科も同様でなければなりませんが、明らかに歯科医療機関のサービスのほうが優れています。第97回日本産業衛生学会では、図10（P77）の研究結果同様、普段から定期的にケアのための歯科受診をしている人ほど、将来のあらゆる原因による医療費が少なくなることが示唆されました。2つの研究から明らかになるのは、医科にしろ歯科にしろ、セルフケアとしての通常受診をこまめにしているほうが、生涯を通して健康でいられるということです。どんなものでも、ていねいにメンテナンスして大事に使うほうが、故障せず丈夫で長持ちします。人間の体ならなおさらです。

　令和元年度「生活保障に関する調査」（公益財団法人生命保険文化センター）によると、20代の日本人が民間の医療保険に加入する理由は、「怪我や病気になった際の医療費のため」が

圧倒的に多いです。確かに、健康を害して受診すると医療費がかかります。将来の高額な医療費の出費を少しでも抑えるために、多額の保険料を払って医療保険に加入する方は多いです。しかし、医療保険は将来の健康リスクを低減してくれることはありません。

医療保険に加入していてよかったと実感するためには、高額の医療費を払う病気にならなければなりません。本人や家族が病気によって払う犠牲は、医療費だけではありません。

医療保険に加入しても健康にはならず、病気にならなければ医療保険の恩恵を受けることはありません。

不思議なのは、医療保険の加入がこれほど一般的なのに、そもそも受診しないで済むように予防に投資しよう、ボヤのうちに早めに受診しようという発想が、極端に少ないことです。繰り返しますが、これは日本の恵まれた医療制度に反した受診教育の欠如による結果だと私は思っています。日本では高くても７割引（自己負担３割）で、誰でも一定水準以上の保険診療が受けられます。小さなきっかけでコツコツ受診するほうが、生涯医療費は安く、健康寿命は延びます。

たとえば米国では医療費が高いため、予防への関心が日本より高いです。米国には、病気にならないほうが圧倒的にコスパがよいと知らない人はいません。

給与天引きなので、あまり意識されていませんが、皆様は毎月、収入に応じた高額な保険料を納めています。そして同額を会社が負担してくれています。そのおかげでたった３割の自己負担額、定価の70％引きで医療を受けられるからこそ、普段か

ら将来の大きな不調の予防として、受診をすることを心がけてほしいものです。

　公衆衛生学には、働いている人は無職の人より健康であるというエビデンスがたくさんあります。有職者という意味だけでなく、目的を持っている人、社会に自分の役割があると感じている人は、そうでない人より健康です。私は、現在働いている方々は全員、これからも働き続けたいという意志があるという前提で活動しています。人は誰でも自分の生きる目的の達成に近づき、社会において役割を果たせるという実感があるから働いている、すなわち仕事が生きがいなのだと信じています。

　働いている人にとって、病気になって一番困ることは、働けなくなることです。人生を通して働き続ける、社会に役割を持ち続けるために、健康リスクをできるだけ低減することが、将来に向けて最も投資価値が高いのです。

　将来、長く働き続けるために、仕事を休んで検査や診療を受ける、療養をすることには大きな意味があります。一方、どんなに優れた医療保険に入っても、自分の将来の健康が増大するわけではないことには、注意が必要です。資格を取っても、出世をしても、貯金が増えても、病気になったら活躍できないかもしれません。

　働くための健康や命はプライスレスで、いくら保険で医療費が補填されたとしても、病気になってラッキーだと思う人はいないでしょう。

　医療費は間違いなく生産性に負の影響を及ぼすコストですが、病気によって生産性が低下する最大の理由は、働けなくな

ることです。

じつは睡眠不足や不眠症は、将来、怪我や病気で働けなくなる予測因子であることも科学的に証明されています。

睡眠と生産性

図11に示した調査結果は、医療費支出に厳しい米国企業が費用を負担して実施する、予防策としてのHSAT（Home Sleep Apnea Test：睡眠時無呼吸症候群を診断するための自宅でできる終夜睡眠ポリグラフィー検査、「簡易SAS検査」）の件数が、4年間で5倍以上にまで増えたことを示すものです。

HSATの実施により、睡眠時無呼吸症候群の治療が開始されると、確実にプレゼンティーイズムやアブセンティーイズムが削減できます。日本には、必要な治療をしていない睡眠時無呼吸症候群患者が2,200万人以上いますので、全員が検査を受けて治療を開始すれば、大きな経済効果が期待できます。

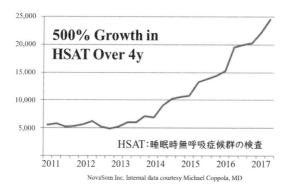

図11　米国企業費用負担のHSAT数

同じ検査は、日本でも認可されています。日本では保険診療で900点、すなわち自己負担額３割の方ならわずか2,700円で検査だけでなく、医師からの専門的な結果説明と結果に応じた生活習慣改善や保険治療などの健康行動の指導や提案まで受けられます。この医師の専門的なコンサルティングは、パパッと５秒で終わっても、懇切丁寧に２時間やっても同じ料金です。

　ところが米国では検査だけで数万円かかり、その後の医師による説明は別料金、スター医師に頼めば100万円以上かかることもあります。そのような価格帯でも、企業負担で検査をしたほうが得でなければ絶対にしないのが米国企業です。企業が従業員の検査費用を負担するのは、早期治療により企業負担の医療費を下げたいのはもちろんですが、それ以上に治療によってすぐに従業員の生産性が上がり、結果として検査費用を負担しても、長い目で見ると会社が得られる利益のほうがずっと大きいからなのです。

　睡眠時無呼吸症候群は、放置するとさまざまな健康リスクに関係する一方で、たいへん治療反応性がよく、治療によって疾患のない人々と同じように健康で、生産性高く暮らせる疾病です。

　企業がHSATの費用を負担すると、会社に大きな利益が上がることが明らかになっているため、最新の健康経営度調査（3.制度・施策実行 ③従業員の心と体の健康づくりに関する具体的対策 Ⅱ.具体的な健康保持・増進施策 Q55.従業員の生産性低下防止施策 a.睡眠障害や、業務中の眠気による生産性の低下予防）には、「SAS検査を実施している（費用補助を含

第1章　睡眠と生産性

む)」というチェック項目があります。

このように企業を評価する視点のひとつとして、近年、睡眠検査が注目されています。私の経営する株式会社心陽では、メガバンク、運輸業、建設業、弁護士事務所など、さまざまな業種の従業員に対して睡眠健診を行っています。

慶應義塾大学の山本勲先生が日経スマートワーク経営研究会（日本経済新聞社）で実施した、日本の上場企業と上場企業で働く人のデータを用いた実証研究によると、従業員の睡眠の状態（睡眠時間や睡眠の質）が平均的に悪い企業ほど、利益率が低い傾向にあることがわかりました。

睡眠が増えると賃金が増えるという仮説を検証し、慶應義塾家計パネル調査を用いて、週に1時間睡眠時間が増えると、賃金率が最大で6〜8％増加するという結論を出した日本の研究もあります。

近年、仕事以外の時間は、必ずしも消費とトレード・オフの関係ではなく、たとえば自分磨きによって生産的な用途を特定できると考えられるようになりました。これまで紹介してきたようなエビデンスによって、最近では、睡眠こそ、余暇の時間を費やす最も生産的な用途だと捉えられはじめています。

余暇をできるだけ多く睡眠に当てることが、心身の健康だけでなく社会的な成功にとって有効であることがわかっていただけたでしょうか。

働く人が、睡眠時間を「もったいない」と表現することがありますが、余暇を睡眠時間に当てないことこそ、もったいないのです。

働く人々は、余暇を睡眠に当てれば当てるだけ、キャリアが向上するのです。

睡眠とストレス

ストレスは生産性の栄養

これまで、睡眠と生産性について話してきましたが、具体的な睡眠マネジメントについてお伝えする前に、ストレスについてお話しします。

ストレスで眠れないとか、ストレス解消にタバコを吸うとか、皆様は都合よくストレスを悪者にする傾向があります。一般にストレスは、あまり好ましいものとは捉えられていないようで、できるだけストレスがないほうがいいと考えられているようです。しかしストレスは、生物が生命を維持する上で、非常に重要な役割を果たします。ストレスは、達成したい目的に応じて、人の能力を向上させます。オリンピックの本番でアスリートが最高のパフォーマンスを発揮できるのは、まさにストレス・パワーです。

原始的に生物にストレスがかかるのは、敵と戦ったり、獲物を捕ったり、生殖のためのアピールをしたりするときです。毛穴が縮まり、筋肉が盛り上がり、瞳は輝き、頬は紅潮し、見た目も魅力的になります。

「火事場の馬鹿力」というたとえがあるように、ストレスによる緊張状態で、人は、普段以上のパフォーマンスを発揮するこ

第1章　睡眠と生産性

とができます。

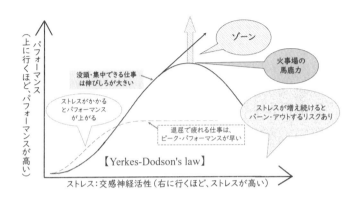

図12　ストレスとパフォーマンスの関係

　図12に示す通り、ストレスが増えれば増えるほど、パフォーマンスは増大するという関係が、ヤーキーズ・ドットソンの法則です。職場のストレスを減らすほうがよいとか、仕事にはストレスがないほうがよいとかいう論調を耳にしますが、生物学的には、ストレスこそパフォーマンスの栄養です。

　人体にストレスがかかると、副腎から反射的にストレスホルモンが分泌され、血圧や脈拍、呼吸数が上がり、全身に力が漲る、交感神経優位の状態になります。これはもともと、生物が外敵や獲物に命がけで向き合うために発達した生理反応です。交感神経優位の状態は、身体能力や思考能力が研ぎ澄まされ、普段よりも遥かに高い能力を発揮することができます。これが「火事場の馬鹿力」です。

高ストレス労働者の産業保健や睡眠研究の権威で、私の恩師でもあるハーバード大学のStephanos Kales先生の研究によると、消防隊員や警察官などは職業柄、仕事中に激しい血圧や脈拍の上昇を経験します。人並み外れたパフォーマンスを発揮しなければならない凶悪犯とのカーチェイスで、収縮期血圧が200mmHgを超えるとき、それでも脳出血を起こさないためには、普段から血管の柔軟性を保っておく必要があります。

　麻酔科医の仕事は穏やかな時間も多いですが、麻酔の導入と覚醒は飛行機の離着陸にも喩えられる激しい緊張を要する場面ですし、時々訪れる患者の命に関わるトラブルに直面すると、私の脈拍は優に100bpmを超え、大量に発汗して全集中、普段は100mmHg未満の収縮期血圧は200mmHgに近づきます。やりがいのある仕事だからこそ、万が一に備えて、普段から血管の柔軟性を保つよう意識しています。

　もちろん、警察官や麻酔科医だけが仕事中に血圧が上がるわけではなく、どんな仕事でもストレスがなければパフォーマンスが出せません。ワークエンゲージメントとは、仕事に対する「熱意・没頭・活力」の3点が満たされている心理状態で、このとき血圧は確実に上がっています。

　血圧が上がっているときに、動脈硬化は進みます。そのため、血圧が高くなる場面が多いと、脳卒中や心筋梗塞などを起こして、仕事や人生が続けられなくなるようなリスクが高まります。

　私はこれからも働きたい、働く人々のための睡眠マネジメントを紹介していますので、「動脈硬化の進行を防ぐために仕事

をしない」という逃げ道はけっしてお勧めしません。トップスピードでワークエンゲージメントが高まっている時間は長くありません。どんな仕事でも有事にはストレスによる興奮状態の力を借りなければならないからこそ、ストレスの力を要する仕事以外の時間で血圧を上げない戦略が重要です。そのための最も簡単な方法が睡眠マネジメントです。睡眠時間や睡眠障害と高血圧症、あるいは脳卒中、心筋梗塞などの命に関わる動脈硬化性血管イベントとの関係は明らかです。睡眠マネジメントと同時に、年に一度の法定健診結果を参考に、生活習慣病の管理をしておきましょう。特に、血圧（高血圧症）、脂質（脂質異常症）、耐糖能（糖尿病）の異常、そして不眠症、睡眠不足、睡眠時無呼吸症候群などの睡眠障害には、必ず対応しましょう。

　誤解が多いですが、ストレスによる興奮状態には、行動を妨げたり、気分を滅入らせたりする作用はないどころか、目標や仕事、恋や冒険にワクワクドキドキするとき、本来以上の力を発揮させてくれる強い味方です。

　それなのにストレスは、どうも悪者のように扱われてしまいます。

　その誤解を紐解く、興味深い米国の研究を紹介します。

　約3万人の対象者を、生活中のストレスの多い人とストレスの少ない人に分け、それぞれをストレスが体に悪いと思っている人と体に悪いとは思っていない人に分けて、観察しました。

　その結果、ストレスが多く、体に悪いと思っていた人たちは4群中で最も死亡リスクが高かったのに対し、ストレスが多くても体には悪くないと思っていた人たちは、4群中で最も死亡

リスクが低かったのです。この研究では、ストレスが少なくて、ストレスに対してネガティブな先入観のない群を基準として、ほかの3群の死亡リスクを比較したのですが、ストレスが少なくて、ストレスを毒だと思っている群は有意な差がありませんでした。この結果が示す真理は、ストレスが健康に悪いのではなく、「ストレスは体に悪い」という思い込みが健康に悪いのだということです。ストレスが体に悪いと思い込んでいる群は、ストレスを感じるたびに不健康になるように自己暗示をかけてしまうというわけです。一方で、ストレスがあっても体に悪いという思い込みがなければストレスがあるほうが健康になるというのは、パフォーマンスとストレスの関係とも矛盾しません。ストレスを自分の力を高めるよき相棒だと信じて、ストレスのメリハリをコントロールすれば、心身社会的に最も健康になります。

ストレスのメリハリ

ヤーキーズ・ドットソンの法則の通り、ストレスが増えれば人のパフォーマンスは上昇します。それは皆様も経験として知っているでしょう。ワークエンゲージメントの高い、やりがいのある仕事、時限性があって、専門性が高くて、責任が重くて、マルチタスクで高難度の仕事はストレスフルで、しっかりとストレスの力を借りてパフォーマンスを出す人にしかできません。デキる人って、まぶたがカッと開いて瞳が輝いて、汗ばんで、声の張りがあって、筋肉が盛り上がって……と、はつらつとしたイメージがありませんか。それはまさに、交感神経優

第1章　睡眠と生産性

位の状態です。

1999年のスウェーデン、ボルボ社が舞台の研究では、同じ65人のチームに、目的が明確でコミュニケーション豊富なやりがいのある業務をさせた場合と、退屈で単調でストレスを感じる作業をさせた場合の、ストレスホルモンの変化の違いを観察しました。やりがい群はパフォーマンスが高く、仕事をするほどにストレスホルモンの分泌が増えますが、終わった途端にすとんと減弱し、一晩眠るとしっかり副交感神経優位の状態を取り戻します。仕事でストレスをしっかり上げることのできる人ほど、くつろぐのも上手なんですね。退社直前には最大だったストレスレベルが、仕事から離れると同時に低下して、睡眠前にはすっかり副交感神経優位になっています。くつろいで、副交感神経優位になっているときのパフォーマンスは当然、低いです。別にいいですよね、くつろいでいるんだから。

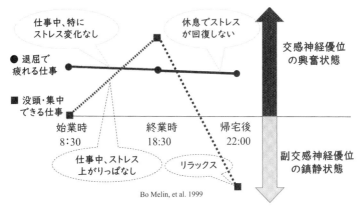

図13　ストレス値の推移

反対に、退屈な気持ちで仕事をして、仕事中にストレスレベルを上げられない人、これは業務のせいか、本人のせいか、環境のせいかはさておき、そういうダラダラ仕事では蓄積ストレスは増えないけれど、家に帰ってくつろいでも、ストレスは減らないんです。退屈群は仕事中も休息中もストレスレベルが変わらないという、まさに自律神経失調状態です。ストレスレベルの絶対値は、ワークエンゲージメント群の終業時が高いのですが、帰宅後もストレスを手放せない退屈群のストレスは蓄積して、心身の健康を脅かします。

　覚醒中に生産性を発揮して活動を続けていると、その結果としてストレスレベルが上がり、疲労します。人体がエネルギーを産生すると、ATPの代謝によりアデノシンが発生します。アデノシンは睡眠物質のひとつで、アデノシンの作用に拮抗する物質がカフェインです。活動によって、アデノシンなどの睡眠物質が蓄積すると、睡眠圧が高まり、覚醒中の疲労を睡眠により回復しようとする生理機能が働きます。この性質が、「恒常性のリバウンド」です。

　睡眠によって、アデノシンをはじめとする睡眠物質はクリアされるので、充分な睡眠を取った朝は万全の状態で、ストレスも疲労も眠気もありません。この状態からストレスホルモンが出れば出るほど、仕事は捗ります。エネルギーを消耗して睡眠圧が高まると、「恒常性のリバウンド」がやってくるため、ストレス状態をいつまでも続けることはできません。一定レベルのストレス状態のあとは、恒常性のリバウンドに従い、1日に1回の睡眠を挟まなくてはなりません。

ストレスを、仕事のパフォーマンスを増大させるという目的で用いるためには、充分な睡眠時間で1日分の疲労をリセットし、翌日仕事を開始する前にはストレスレベルをゼロにしておかなければなりません。

　反対に睡眠不足で、すなわち、「起床時に疲れが取れていない」、「ストレスをリセットしていない」状態で出勤しても、新たにエネルギーを消耗する体力が残っていません。ストレスを上げてエネルギーを消耗してバリバリ生産性高く働くことはできません。化学的なドーピング薬剤と違い、生理的に分泌されるストレスホルモンに副作用はありませんが、生理的なストレスホルモンであっても、睡眠不足などで蓄積してメリハリを失った状態は、健康へのリスクがあります。

　疲労が蓄積すると、退屈群のように必要なときにストレスも増えず、休んでも回復せず、常にやる気が出ません。睡眠によって一旦、副交感神経優位の状態を作らないと、自律神経の反応はどんどん鈍くなります。ストレスを増やすばかりでリラックスを挟まないと、ある点からは疲弊して、パフォーマンスが下がり、とうとう燃え尽きてしまいます。これがバーン・アウトという状態です。そのうち単純な生命活動や大好きな趣味にも無関心になってしまえば、それが、メンタルヘルス不調です。こうなると不眠も併発するので、ますます睡眠不足が加速します。

ストレスマネジメント

　私たちはストレスの力を借りてパフォーマンスを最大化する

と同時に、ストレスに押しつぶされてしまうことを避けなければいけません。そのために、恒常性のリバウンドが眠気によって覚醒状態を続けすぎないよう警告してくれているのです。

眠気という警告に抗って仕事を続けていると、だんだん生命活動が弱まってきて、眠気を感じられなくなってしまいます。

徹夜で作業をしていると、眠気のヤマを越えたという感覚がありますよね。ストレスは高い状態のままですから、むしろ興奮してきて、眠気や疲れがなくなったような気さえします。

それは眠らなくても大丈夫という意味ではなく、眠気を感じることすらできなくなっているヤバい状態です。この状態では、床に就いても興奮してすんなり眠ることはできませんが、翌朝は決まった時間に起きなければなりません。睡眠不足で働く人々には、高齢者への睡眠指導である、「眠くなってから床に就く」のは当てはまりません。

できれば眠気や疲労感があるうちに当日の仕事を中断して、恒常性のリバウンドで眠ってほしいのです。

ストレスはパフォーマンスの栄養ですが、疲労の一線を越えてしまった体にとっては毒でしかありません。恒常性のリバウンドが副交感神経優位の状態を求めているのに、交感神経優位の状態を続けると、心臓や血管に大きな負担がかかり、血管の動脈硬化が進むだけでなく、脳は掃除のチャンスを失い自らの正常な細胞を食べはじめます。

ストレスがパフォーマンスの栄養から、人体の毒に変わる境界は決まっていません。

だからこそ、アスリートがトレーニングで記録を伸ばすよう

第1章 睡眠と生産性

に、ストレスの使い方のコツを摑めば、パフォーマンスを無限に大きくしていけます。

令和のトップアスリートたちも、できるだけ負荷をかける時間を短縮し、睡眠の時間を拡大し、環境の影響を受けにくいようなルーティーンを加えるなど、トレーニングや生活習慣に時間生物学や自律神経バランスの概念を取り入れています。

私たちのキャリアが日々、じわじわと向上し、入社時にはとても無理だったストレスフルな管理業務をこなせるのも、恒常性のリバウンドでストレスをクリアして、新しいストレスを受け入れる土壌を作る繰り返しの賜物なのです。

図12（P85）の横軸のストレスを一定まで高めたら、トップパフォーマンスを超えて下り坂に至る前に縦軸のパフォーマンスレベルを引き上げるために、最適のストレスレベルを維持します。これがストレスマネジメントです。

そのために睡眠が必要なのです。睡眠中は無条件で自律神経が副交感神経優位になる時間です。自律神経の反応を高めるためにも、毎晩、ぐっすり眠りましょう。

眠れない夜のコツとして、科学的にもストレスリダクションの効果が認められているマインドフルネスを用いた深呼吸をご紹介しましょう。

眠ろうとして目を閉じると、覚醒中の仕事でのインプットが思い出されて、不安になったり、イライラしたり、憂鬱を感じたりするのは、当たり前のことです。疲れていれば疲れているほどネガティブな感情があふれます。そのうち感情の制御ができずに、とても眠れないような気持ちになります。でも眠らな

ければいけないと焦れば焦るほど、呼吸も脈拍も増えていきます。交感神経優位の状態ですね。気持ちを整理して眠らなければ、とますます焦りは高まります。

　人は誰でも、不安や悲しみ、期待や恐怖、イライラやワクワクといった多様な感情を、心の中に同時に抱えています。特にパニクっているときは、この複雑で多様な感情が交通渋滞を起こしている状態です。これを整理しようとして、渋滞に足を踏み入れると、交通事故に巻き込まれてしまいます。

　渋滞には足を踏み入れず、空の上から心を俯瞰してみましょう。いろいろな感情があふれている様子が見えるでしょう。いろいろな感情があふれているのは、人として当たり前のことです。生きている証です。

　そのままゆっくり、長ーく息を吐いていきましょう。ふーっと息を吐くたびに、交通整理が進みます。自分の呼気に集中しましょう。

　深呼吸というと、たくさん吸い込む人が多いのですが、じつは人間は、吐く息しかコントロールできません。たっぷり吐くと、次は勝手にたくさん吸い込みます。息をできるだけゆっくりたくさん吐いて、自然に入ってくるたくさんの新しい空気を感じましょう。ゆっくりと、呼吸を大きく長くしていきます。自分の呼吸に集中します。たくさんの感情が眼下に見えるかもしれませんが、それはそのまま放置して、呼吸だけに集中します。呼吸が大きく長いのは、副交感神経優位の状態です。休息や睡眠と同じように、ストレスが軽減します。この瞬間の唯一絶対の仕事は呼吸です。

第1章　睡眠と生産性

　4秒吸って、7秒止めて、8秒で吐く「4‐7‐8呼吸法」は、よく紹介されていますが、秒数をカウントするほうが呼吸に集中できる方にはお勧めです。あ、1秒長かった、間違えちゃった、何秒だっけ？……と制約があるほうが集中力が乱れる方は、数える必要はありません。数値に意味はありません。

　どんなに激しい感情も6秒あればピークを過ぎるといいます。働く人の中には、「秒単位でタスクがあって、6秒なんて捻出できない」という方もいますが、そこまで余裕がないのは別の意味でおかしいので、仕事とスキルを見直す必要があるでしょう。もちろん、私だって1秒を争う心肺蘇生の途中で数分間の深呼吸なんてしません。そもそも、そういうストレスの力を最大限に借りるような仕事中は、100％目の前の仕事に集中していますから、感情の渋滞なんて起こしません。渋滞を起こすのは間違いなく、これから眠ろうとしているときのように、数分の余裕が取れるタイミングです。

　マインドフルネスは、今、自分のしていることに全集中している状態です。だから、仕事でそれを得られる人々はストレスを味方につけて、どんどんパフォーマンスを上げていきます。仕事で得られなければ、深呼吸という簡単な仕事を自分に与えて、実践してみましょう。

　感情や気分の渋滞は当たり前の状態ですが、いつもならイライラする場面で何も感じなかったり、どうでもよくなってしまったりしたら、危険信号かもしれません。道路に車が渋滞しているのではなく、車両が1台もいなくなってしまったら、それはおそらく深呼吸ではどうにもなりません。できれば、そう

なる前に変化に気づいて、専門家の力を借りてください。何時間眠っても全く疲れが取れない、休日前中後の朝の気分に差がない、終業直前と起床直後の気分に差がない、というのは当たり前ではありません。ストレスレベルに変化がないのは、ストレスが大きいことよりずっと深刻です。皆様の医療機関受診を会社が知るすべはありません。報告は不要です。当たり前じゃない状態のときは、専門家の意見を聞いてみましょう。睡眠外来でも大丈夫です。相談の診療科は間違ってもかまいませんので、どこかしら医療機関を受診してみましょう。

　本来、ストレスはパフォーマンスの栄養です。どんどん利用して、心身ともに健康になりましょう。

　ストレスを利用して疲労したあとの睡眠には、「とにかく、たくさん、寝ること」が大事です。6時に起きて16時間後、月間80時間の時間外労働、過労死ラインの22時には、どんなハイパフォーマーでもパフォーマンスは出ません。少なくとも退社して、副交感神経優位になってください。そして1分でも早く寝て、1分でも遅く起きて、できるだけ長い時間、眠ってください。

第2章
睡眠の長さ

生物学的に最適な睡眠時間

最適な睡眠時間の分布

　ここまで、睡眠時間と生産性について、お伝えしてきました。ここからはお待ちかね、具体的な睡眠マネジメントの方法を説明します。

　睡眠を評価する要素は、長さだけではありませんが、ほかの要素に比べ、睡眠時間は測定が容易です。また、睡眠時間を増やすと、ほかの睡眠の要素にもおおまかによいことがあります。だからこそ、皆様には、睡眠時間を増やすことを、最も妥当かつシンプルな睡眠マネジメントとして強くお勧めします。

　睡眠マネジメントの鉄則は、「とにかく、たくさん、寝ること」です。

　それでは具体的に何時間眠ればよいのかを説明していきましょう。

　習慣的な睡眠時間と生物学的に最適な睡眠時間にギャップがあることは、皆様、薄々気づいているようです。だからこそ、「最低何時間、眠ればいいですか？」という質問が出てくるのでしょう。

　もちろん、生物学的に最適な睡眠時間には個体差があります。そして、その分布は正規分布することがわかっています。正規分布とは、図14のように、平均値と最頻値、中央値が一致し、それを軸として左右対称となっている確率分布です。睡眠

第2章 睡眠の長さ

時間のほか、身長や体重など、多くの生物学的な数値が正規分布します。標準偏差（SD：standard deviation）は、平均値と最頻値、中央値が一致する値からの逸脱を指し、マイナス1SDからプラス1SDの図14の黒塗りの部分に、全体の68.27％が、マイナス2SDからプラス2SDまでの部分に全体の95.45％が、マイナス3SDからプラス3SDまでの部分には全体の99.73％が含まれます。マイナス2SDからプラス2SDの範囲の外の左右各2.28％に当てはまる場合を、医療機関受診が必要な有所見や異常とすることが多いです。

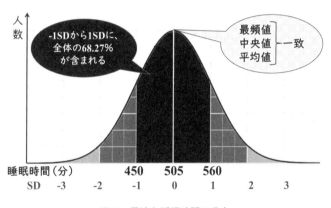

図14　最適な睡眠時間の分布

つまり、睡眠時間が450分（7時間半未満）で済む人は全体の16％未満で、560分（9時間20分）以上眠らなければいけない人と同じくらい珍しいということです。そして450分から560分の間に全体の68％以上が含まれているので、規則的に450分から560分の睡眠が取れている方は、ごく標準的である

といえます。

　毎日、規則的に560分以上就寝しているのに、日中の眠気があったり、起床時に疲れが残っていたりする場合は、医療機関を受診してください。反対に、毎日、規則的に560分以上就寝していなくて、日中の眠気があったり、起床時に疲れが残っていたりする場合には、まずは5日間程度、1日8時間以上を目安に横になってみてください。それでも疲労感や眠気が改善しない場合は、医療機関を受診しましょう。

　理想的な中央値、平均値、最頻値は、皆様の期待より、だいぶ右にシフトしているのではないでしょうか。前述の通り、どうも、中央値を6時間くらいだと誤解している方が多そうなのですが、OECD全体平均が8時間25分なのだから、6時間で済む人は、10時間50分眠らなければいけない人と同じくらい珍しく、医療機関受診レベルです。

睡眠時間の公式

　図3（P36）で示した通り、数多くの疫学研究は、心血管疾患、肥満などの代謝疾患、うつ病、死亡率など、さまざまな健康を脅かすリスクと睡眠時間の関係を、睡眠時間8時間前後を谷底とするU字型の曲線として明らかにしています。

　最も健康な睡眠時間の具体的な基準範囲は研究のデザインによって異なりますが、古今東西の賢い人々がお金と時間をかけて実施したどのような研究の結果においても、最も健康リスクの低い睡眠時間の基準範囲は8時間前後です。たとえば、睡眠時間と精神運動覚醒能力の関係を調査した研究で、累積的な神

第2章　睡眠の長さ

経行動障害を防ぐには8.16時間（490分）の睡眠が必要であると報告されています。また、若者と高齢者の被験者に1日当たり16時間の睡眠の機会を与えた場合、睡眠時間は両群で指数関数的に減少し、それぞれ8.9時間と7.4時間（444分）で漸近値が得られたという研究があります。

　このエビデンスを、「睡眠が長いのもよくない」という表現で解釈する方がいますが、科学的根拠の正しい捉え方を誤っています。最も健康リスクの低い睡眠時間が7.5時間という結果だとしたら、超えていても足りなくても近ければ近いほど好ましいという意味です。最も健康リスクの低い睡眠時間である7.5時間以外は、全部不正解、というわけではないことに注意してください。

「どっちがよいのですか？」、「〇〇はダメなんですか？」、「△△してもいいってことですか？」というタイプのご質問をよくいただきますが、科学的なエビデンスは校則ではありません。前髪や靴下の長さのように、校則違反の基準を定めるものではありません。集団の睡眠時間を8時間未満、8時間以上9時間未満、9時間以上で区切って、特定の健康リスクを調査したとき、8時間以上9時間未満の群が最もリスクが低いという結果が出たとします。その結果が複雑な計算によって、偶然ではなく必然であり、おそらく真理である可能性が高いという結論に至った場合、その研究をエビデンスがあると表現します。その研究結果をもとに、「だから私も8時間以上眠ってみよう」、「それでも私は5時間睡眠を貫こう」と、自分の生き方は個人が自由に決めたらいいのです。私たち医者や専門家は、皆様の

生き方を禁止したり許可したりするために存在しているのではなく、難解な論文の結果を紐解いて、「8時間前後の睡眠がオトクですよ」とシンプルなお勧め行動に変換する役割なのです。医者や専門家は、親でも上司でもないのだから、その勧奨に従わないのはあなたの自由です。とはいえ、主治医の意見に従わないメリットはないと思います。従いたくない上司とか従いたくない主治医とかに反発して睡眠時間を削ったり、血圧を上げたりするくらいなら、上司や主治医を取り替える選択のほうがずっと妥当です。従いたくなる主治医を探しておくのが賢い選択です。

　研究で証明されているのは、あくまで基準である7時間半とか8時間とかと比較した場合の、6時間未満や10時間以上のリスクです。図3（P36）では、6時間未満が基準値の1.26倍で、9時間以上が1.53倍のリスクですから、この2値を取って、長いより短いほうがよいと表現してしまう場合がありますが、9時間以上のカテゴリーには、10時間以上や11時間以上も含まれていること、5時間以下のカテゴリーのリスクのほうが高いことから、その解釈は誤りだと気づけます。そもそも基準値から離れるカテゴリーほど含まれる人数が小さくなるので、離れているもの同士を比べるのは、考察としても愚かです。図3（P36）の研究からは、7時間を超えて8時間以下のカテゴリーが最も好ましく、このカテゴリーに近づけば近づくほど好ましい、ということだけがわかります。

　長いか短いかではなく、最高の睡眠時間からの逸脱度合い、つまりどれくらい差があるかで議論してください。2時間不足しているよりは、30分オーバーしているほうがよほど好ましい

睡眠時間です。30分不足と30分オーバーなら、30分オーバーをお勧めします。30分不足の方は、あと30分以上伸びしろがあるし、30分オーバーの方は、わざわざ30分減らす必要はありません。それは、これから説明するように、自覚的な睡眠時間は、実態より短くなりやすいからです。また、せっかく就寝できるタイミングで、30分後のほうが健康によいかな、と考えてチャンスを逃してしまうと、なかなか30分後には眠れないものです。予定の起床時刻より30分早く目が覚めたときにも、そのまま残り30分、ベッドでゴロゴロするのが、お勧めです。

　また、7時間から8時間の睡眠が最も健康だというエビデンスを知って、日常的に睡眠時間が不足しているのに、週末などにせめて好ましい睡眠を取ろうとして、もっと眠りたいし、まだまだ眠れるのに7時間から8時間の睡眠時間を選択するのは大間違いです。後述するように睡眠不足は将来に負債となって蓄積し、健康を脅かすリスクとなるため、その返済に当てるためには追加の睡眠時間が必要です。寝だめと返済の違いは後述しますが、負債は返済しなければいけません。

　生物学的に最適な睡眠時間同様、習慣的な睡眠時間にはさらに大きな個人差があります。疫学的事実としては5時間から10時間の間で正規分布することが知られていますが、私の調査によると、働く日本人の習慣的な睡眠時間の分布は、4時間から8時間の間にありました。長期間にわたって習慣的に長い睡眠を行っているロングスリーパーや、反対に長期にわたって睡眠時間の短い習慣を続けているショートスリーパーは、メラトニンやコルチゾル、ACTHの血中濃度の概日リズム（体内時計）

や遺伝的変異の影響が変化するという報告があります。これは、本能に抗う生活習慣が、本能として備わる自動能を修飾してしまうことを示しています。長くても短くても、生物学的に不適切な睡眠時間を続けることで、持って生まれた自己調節能力や遺伝的な情報まで変えてしまうリスクがあるのです。やはり自然の摂理に抗うのは、非常に危険なことなのです。

　図4（P38）で示した通り、世界と比較して日本では、本来そんなに長く眠らなくていいはずの高齢者の睡眠時間が勤労者世代より長く、成長のためにたっぷりと眠るべき10代の若者や女性の睡眠時間が極端に短いという特徴があるため、高齢者の健康にとっても、10代の若者や女性の健康にとっても、不適切な睡眠時間を習慣として継続してきたことによる負の影響がありえます。

　生物学的に最適な睡眠時間には、個人差がありますが、誰でも、図5（P39）のように成人以降は、生物として最適な睡眠時間が、年に3分ずつくらい短くなっていきます。

　年齢に応じた生物として最適な睡眠時間は、ズバリ、この公式で求めてください。

　　適切な睡眠時間（分）＝ 600 － 3 ×【実年齢（歳）】

　皆様、自分の年齢にとって最適な睡眠時間を計算できましたか。

　あなたの生物学的に最適な睡眠時間は、この年齢基準値を中心に前後各50分以内に入っている可能性が68％、前後各100

分以内に入っている可能性が95％あり、前後各150分以内に入っていない可能性は、ほぼないと考えてください。

たまの不眠は気にしない

　公式による適切な睡眠時間はあくまで理想ですが、生きている私たちにとって一夜として同じ夜はなく、毎夜、完璧に505分眠れるものではありません。

　睡眠のプロを自称する私でも、ときどきうまく眠れない夜があります。

　真面目な日本人は、課題解決のため、課題の原因を知りたがります。疾病や症状に、感染症のように単一の原因があることは珍しく、ほとんどの場合、心理社会的環境や生活習慣を含め、いろいろな原因が複雑に絡み合っています。単一の原因を特定し、その原因を排除するための単一の解決策を検討し、実行するのは不可能です。

　眠れない原因を探すために睡眠時間を削るなんていう落語のネタになりそうな本末転倒が、じつはよくあります。

　長時間労働を是正するための深夜会議なんていう茶番も同じです。

　たとえ、ある夜の解決方法がうまくいっても、別の原因で眠れない夜には効果がありません。明らかに睡眠に適さない環境を、好ましい環境に整えるのはよいとしても、眠れなかった過去の原因にではなく、翌日の睡眠への期待にこそ、注目すべきでしょう。

　私は、交流分析のエリック・バーン（Eric Berne）先生の

「他人と過去は変えられない、自分と未来は変えられる」という言葉が大好きで、診療の座右の銘にもしています。

昨日眠れなくても、明日眠れたら、満点です。自分と未来を変えていきましょう。

臥床しているのに睡眠できない時間は非効率で、不眠の翌日のパフォーマンスは確実に下がります。夜の不眠と昼間の眠気を主訴に受診するものの、数時間待ち数分診療で睡眠薬を出され、飲んでみたらますます日中眠いので、さらに睡眠薬を追加してもらうという悪循環に足を踏み入れてしまう方がいます。夜に眠るための睡眠薬で日中の眠気が増えるのは不思議かもしれませんが、睡眠薬は睡眠を誘発する薬ではなく眠気を催させる薬なので、眠くなるのは当然なのです。

翌日に特別な予定があって、緊張して、興奮して、うまく眠れなくても、特別な本番にはちゃんとアドレナリンが出て、それこそ火事場の馬鹿力が出ます。血圧は上がり、ストレスレベルも上がりますが、たった1日のことです。大目に見ましょう。一夜分の睡眠負債を翌日返済すれば、人生に大きな影響はありません。

とはいうものの、私も典型的な日本人の例に漏れず、眠れない夜には、なぜ眠れないかを思い悩みます。

普段の私は、18時台には確実にほんのりとした自然な眠気を覚えて、少し集中力が低下します。腹時計です。効率は落ちてくるものの無理やり仕事のキリをつけて19時には仕事を終えて、晩酌のあと、早ければ21時台、遅くとも23時には床に就きます。

第2章　睡眠の長さ

　朝は保険としてギリギリの時間に目覚ましをかけますが、だいたい5時から6時に自然に目を覚ましたあと、ベッドの中でダラダラしながら6時半から7時半に起床します。その日の予定に合わせて、7時から8時半には家を出るか、在宅でも仕事をはじめるという日常です。週末も変わりません。

　ところが先日、普段なら睡眠への準備をはじめる19時から、アウェーの環境で体を動かすというかなり交感神経が優位になる行動を選択してしまいました。その後、夕食にキャベツと鶏肉を食べたところ、ちょうど読みかけの『熟睡者』(サンマーク出版)の中に、「肉類や食物繊維は睡眠を妨げる」という記述を目にしてしまい、今日はキャベツと鶏肉のせいで眠れないのではないか、と嫌な予感がしました。普段、食べるものによって睡眠の質なんて変わらないと皆様に解説しているのにもかかわらずです。案の定、ベッドに入っても全く眠れなくて、完全にテンパってしまいました。普段は気にならない窓の向こうの騒音が気になり、何度も何度も時計を見て自分の不眠を確認して、「今夜、絶対に私は朝まで眠れない」と、悲劇のヒロインモードに入ってしまいました。

　印象としては、朝までまんじりともしなかったのですが、毎日記録しているスマホアプリによると、23時の臥床後、15分程度で寝ついて2時半までしっかり睡眠を取っていました。いわゆる黄金の90分はしっかり眠っていますから、眠気や疲労がかなり取れている状態だったのでしょう。特に2時半、3時、3時半と時計を見て、眠れないまま時が経つのを記憶していましたが、その間も浅い眠りは経験していたようです。スマホアプ

リには、「ご飯の支度ができましたよ〜」という無邪気な寝言が録音されていたので、のんきな夢でも見ていたようです。そういえば普段、日中でも寝室から屋外の騒音なんて気にならないので、騒音が気になるという記憶も夢だったのかもしれません。臥床中の思考と夢を、区別する方法はありません。

事程左様に、睡眠の自覚はあてにならないものです。不眠症は思い込みであることも多いからこそ、認知行動療法がよく効くのです。ストレスは悪いという思い込みがストレス性疾患を招くと前述しましたが、不眠症の一部も思い込みによるものなのです。時計で時刻を確かめて、眠れていないことを確認し、だから私は不幸だ、不健康だと思い込んでいくのです。もちろん、不健康な思い込みは認知行動療法や心理療法などを利用して、好ましい認知に修正することができます。

私の場合、この翌日は睡眠不足で眠かったので、21時頃、臥床し、ぐっすり眠りました。

たった1日不眠の症状があっても、このように翌日ぐっすり眠れれば、気にする必要はありません。不眠の症状が連続しない場合は、自分には眠る力があると自信を持ってください。

自分の眠る力を自覚して、連続する不眠を解決した例を紹介します。数年来の不眠症で受診された方に、簡易SAS検査の結果を示して、「科学的に計測するとあなたはしっかり眠れています。眠れていないかもしれないと思うと不安になるのは当然ですが、あなたには眠る力があると証明されたので、自信を持ってください」と伝えたら、なんと、翌日から不眠症が治りました。特別素直な方だったので、自力で思い込みを乗り越え

て、不眠症を解決してしまったんですね。まさに自然治癒力、すばらしいです。

「ヨーコ先生のおかげです」とたいへん感謝されましたが、私は何もしていません。名医は彼女です。

翌日に大切な予定があると、興奮、緊張して交感神経優位の状態になり、うまく眠れなくなるのは当然です。また、疲れすぎてしまってうまく眠れないこともあります。そういうときは、生理的な恒常性のリバウンドがもたらす自然な眠気を無視して、無理やり覚醒し続けるために、交感神経優位の状態になっています。行動経済学で有名な青森大学の竹林正樹先生によると、こういうときは疲労によって理性が枯渇して普段以上に直感に頼りやすくなり、その結果ネガティブな思考に左右されるそうです。先ほど、「悲劇のヒロインモード」と書きましたが、自己憐憫のストーリーを描いてしまうのも特徴だそうです。竹林先生はその悪循環を避けるため、寝室の天井に「それ、今、必要？」と貼り紙をしているそうです。

理想的な睡眠でなくても、１日だけなら大騒ぎするほどの異常事態ではありませんので、一喜一憂しないで、これで明日はよく眠れるだろうと安心してください。

もちろん、睡眠は毎日しっかり取るのがベストで、１日でも睡眠不足の日があるのは好ましくはありませんが、私たちは生きている間、ほとんど健康に好ましくない選択しかしていないようなものなのですから、睡眠にだけそんなに敏感になることはありません。

健康のために、生活習慣を改善するときに最も大事なのは、

「Better than nothing.（やらないよりまし）」という姿勢です。

　睡眠衛生増進の生物学的な大目的は「生きる（死なない）」ということなので、たとえ睡眠不足でも、1日の終わりに生きていれば、本日の目標達成です。さらに「よく生きる」ために足りなかったことがあったと気づいても、今日はもう終わるのだから、明日、頑張ればよいのです。

　眠くなったら翌朝に回せばいいし、眠くないなら夜更かしして翌朝寝坊してもいいし、翌日たっぷり眠ってもいいんです。どうも働く日本人は皆様、優等生で、それこそ、「最低何時間、眠ればよいですか？」と毎日及第点を取ろうとするのですが、日常生活は学校の試験ではありません。生きているだけで合格です。

　人間は多様なので、ベストな睡眠は、「みんな違ってみんないい」んです。

朝型も夜型も生まれつき

　ある日、相談にいらした若い女性従業員は、自己啓発本の主張に影響されて、朝早く起きて資格試験の勉強をしたいと思っているのに、目覚まし時計を何個かけても起きられないことに悩んでいました。

　詳しくお話を聞くと、早朝に起きて活動することはできないものの、始業時間に間に合わないことはなく、遅刻は一度もしたことがないそうです。

　数年前に一度、念願の5時起きに成功し、数週間継続したところ、体調を崩し、なんと入院したそうです。

第2章　睡眠の長さ

　それでも自己啓発本やセミナーの教えが正しいという呪縛から逃れられないようでした。

　資格試験の勉強のようなインプット中心の作業であれば、夕方眠くなってから頭に入れて睡眠を挟むほうが理にかなっています。そして脳はちゃんと理解して、きちんと始業時間には間に合うように起きられているのだから、本能の力でしっかり社会生活を送れています。それなのに誰も望まない早起きをして、夕方眠くなる時間を早めることは、本業にとっても自分磨きにとってもマイナスだと伝えると、すごく驚いて、「でも、どうして自己啓発本には、朝型が優れていると必ず書いてあるのですか？」と真剣に尋ねてくれました。

　こういったご質問をよく受けますが、困ってしまいます。私たち公衆衛生家は、商業的な広告に比べ、公衆衛生のアピール力が低いことをいつも反省しているのですが、自己啓発本が売れると、お金が儲かる人がどこかにいます。商売は大切ですが、誰かの健康を奪う主張はやめてほしいものです。自分や自分の家族の主治医に期待する誠実さで、それぞれの顧客にそれぞれのサービスを提供してほしいですね。

　この女性従業員と半年後にお話ししたところ、私の助言を受け入れてくれたようで、すっかり元気になって、お肌の調子もよく、資格試験の勉強も進んでいて、何もかも順調ということでした。「悩んでいた自分が嘘みたい」と言ってもらえて、私も嬉しかったです。そして、同じ部のほかの方にも同様に睡眠の正しい知識を伝えたいと、部内の勉強会まで企画してくれました。

「朝型人間のほうが生産性が高い」という主張は少なくありませんが、それを証明する科学的根拠はありません。朝型でも夜型でも、起床してから12時間以上経てば、みるみる生産性は下がってきますから、就業時間を過ぎてから、夜中に残業をしても効率が悪いのは当然です。早朝から活動すれば、生産性の下がりはじめる時刻が前倒しになるだけで、得をしているわけではありません。

　ダイバーシティの推進が組織の生産性を上げることに異論のある方はいないでしょう。集団の中に、朝が強い人も夜が強い人もいるほうが、その集団としての生産性は高くなるということは、簡単に納得できるのではないでしょうか。私が敵なら、管理者がメンバーに朝型を強制している組織を、夜、攻めます。夜には組織全体の生産性が低下しているからです。

　朝型か夜型か、つまり１日の中で示す活動の時間的指向性は、持って生まれた固有の性質で、「クロノタイプ」と呼ばれます。一般に朝型の個人は目覚めが早く、日中の早い時間帯に活動のピークに達し、夜の早い時間帯に疲労を覚えて早々に就寝するのに対し、夜型の個人は逆に、朝はなかなか起きられず、午前中は調子が上がらないまま過ごし、夕方から夜間にかけて元気になり、そのまま夜遅い時間帯まで眠気を感じません。クロノタイプは主に科学的に妥当性の確立された質問紙によって決定されますが、遺伝子的基盤についての報告が複数あり、日内変動を示すさまざまな生体リズム機能と関連があることから、個体特有の概日リズム（体内時計）の表現型であると考えられています。性別や年齢、地理的要因にも影響を受ける

ことがあります。

極端な夜型である睡眠相後退型の個人が現代社会の時間軸に合わせて生活しようとすると、どうしても睡眠不足になるので、健康リスクが高まってしまいます。もし自分の活動する社会で求められる生産性のピークと、自身に備わる本能的な活動のピークの時間が合わない場合は、体質ではなく働き方を変えるという対策がよいでしょう。たとえば勤務先の近くに転居するとか、在宅勤務をするとかして、ぎりぎりまで寝坊できる環境を設定したり、フレックス制度を活用したり、フリーランスで働いたりして、就業時間を後ろ倒しにするなどの工夫を検討してください。持って生まれた性質は、気合いや根性では変わりません。

私には知識があるので、クロノタイプは個性のひとつだと知っていますが、たまたま早起きが得意な上司は、睡眠相後退型の部下の遅刻を「甘え」と評価してしまうかもしれません。とはいえ、会社員である以上は服務規程を守らなければなりません。どうしても勤務先で求められる時間と自分の活動時間が噛み合わない場合は、働き方を工夫するという発想も大切です。無理して職場に適合することより、自分の潜在能力を最大限発揮できる場を求めるほうが合理的です。

一方、事業者は、従業員の生理的な特徴に対して合理的配慮をすることで、貴重な従業員の不調や離職を避けられるだけでなく、ほかの従業員も含めた会社への信頼性を高め、生産性を向上できる期待があります。勤怠の乱れをルール違反として懲戒の対象にするのは当然ですが、その原因が治療や配慮の可能な疾病や個性であるなら、両立支援を検討するのが企業のある

べき姿勢でしょう。

　人間は多様なので、ベストな睡眠は、「みんな違ってみんないい」んです。無理に仕事に合わせるのではなく、自分にとってベストなライフスタイルが送れる仕事と出会うほうが、有利です。朝型でも夜型でも、規則正しく1日1回、「とにかく、たくさん、寝ること」が何よりです。日本で働いている皆様は、総じて睡眠不足です。

　基準値から離れすぎている場合に、「睡眠は、長すぎてもよくない」のは、ひとつの「真実」ですが、働く人にとって、長すぎの定義は「毎日11時間以上眠らないと生活できない（1日でも睡眠時間が11時間を下回ると出社できない）」だと思ってください。

　毎日11時間以上眠らないと生活できないからといって、即、治療を要する過眠症というわけではなく、個性の範疇の場合もあります。睡眠外来を受診して、個性だと知ったら、その個性を活かす働き方を考えればよいのです。

　一方で、1日4時間未満の睡眠を継続するような生活は、個性の範疇を明らかに逸脱した異常であり、長期予後の確かめられていない健康に好ましくない習慣ですので、けっして真似しないでください。

睡眠効率と中途覚醒

「寝る」と「眠る」

　生物学的に最適な睡眠時間は、年齢で基準値が決まると説明しました。OECD全体平均は505分で、OECD加盟国の国民平均年齢に大差はなく、だいたい50歳くらいです。50歳とすると、公式上は450分、つまり7時間半です。7時間半は、OECD全体平均505分（8時間25分）の89.1％です。この450分と505分のギャップを説明するのが、睡眠効率です。
「とにかく、たくさん、寝ること」が睡眠マネジメントの鉄則ですが、「眠る」のと「寝る」のは少し違います。
「特徴的な姿勢」は睡眠の定義のひとつです。睡眠にとって特徴的な姿勢とは「臥位」、つまり立位でも座位でもなく、体躯を床に着けて横たわっている姿勢、すなわち「寝る」姿勢です。

　臥位であれば、背中を下にしたあおむけの仰臥位、左右を向く横向きの側臥位、おなかを下にしたうつぶせの腹臥位など向きは問いません。体躯以外の関節のかたちは自由で、手足や首を曲げたり、伸ばしたり、私たちはいろいろな姿勢で眠ることができます。
「寝相がいい」という表現が、あおむけで手足を伸ばして「気をつけ」のように不動の姿勢で眠るのが好ましく、寝返りはしないほうがいい、という誤解の犯人かもしれません。寝相はむしろ悪いほうがよくて、特に睡眠の機能である筋骨格系の休養

には、1時間に3〜4回、一晩で20〜30回程度の寝返りが好ましいのです。腰痛や肩こり、寝違えなどの疼痛を避けるためにも、寝返りは重要です。そして、あおむけ寝は臥位の中で最も息が止まりやすく、いびきをかきやすい姿勢です。

私たちは、寝床で臥位にならないと睡眠はできませんが、寝床にいる間、ずっと睡眠しているわけではありません。

臥床時間（TIB：time in bed）（全就床時間）とは、寝床で横になっている時間、つまり、寝ている時間です。より正確には、睡眠するつもりで最初に臥位になった就床時刻から、もう睡眠を終了すると決めて床を出る起床時刻までの時間です。臥床時間は、横になってから寝つくまでの時間、目が覚めてから寝床を出るまでの時間、そして、途中で目が覚めて睡眠が中断する時間など臥床しているけど睡眠していない時間のほか、トイレに行く時間など臥床していない時間も含みます。

多くの場合、私たちは眠ろうとして臥床しているのに覚醒しているとき、「眠れない」と感じます。

私たちは意識して「寝る」ことができますが、意識して「眠る」ことはできません。臥床するときには意識がありますが、眠っている間は意識がないので、自分が眠っていると知覚することはできません。だから、横になっていて、眠っていないと知覚するとき、人は「本来は眠っているはずの時間なのに、『眠れない』という異常事態が起きている」と不安になってしまうのです。

また、睡眠の前には、「寝る（臥床する）」という能動的な動作が先行するのが自然の摂理です。意図しないで、立位から臥

位になるのは失神や卒倒という異常な状態で、睡眠ではありません。そう考えると「いつ眠ったかわからない」、「気づいたら朝だった」、「ソファで寝落ち」という事態は、かなり不健康な異常事態だと想像できますよね。「秒で寝落ち」は、「なかなか眠れない」より、ずっと病的なサインなのです。

睡眠効率

　睡眠効率とは、臥床時間のうち、本当に睡眠している時間の割合です。10時間横になっていて、8時間睡眠していれば、80％です。理想的な睡眠効率は85％以上、健康な睡眠の場合は85〜95％です。公式による50歳の睡眠時間の450分（7時間半）は、OECD全体平均505分（8時間25分）の89.1％です。

　睡眠効率は、寝つきが悪い、中途覚醒が多い、朝早く目が覚めてしまい二度寝できないなどの問題があると、低くなります。

　一方、睡眠効率が高いほどよいわけではありません。睡眠不足の場合、睡眠効率は高いです。「横になってバタンキュー、いつ眠ったかわからないくらいに寝つきはいいので、私の睡眠は健康です」とおっしゃる方がいますが、残念ながら健康な寝つきは、横になってから15分くらいかかるものです。「秒で寝落ち」は健康の証ではなく、睡眠不足という睡眠障害の症状なので、ご注意ください。寝不足の朝は大音量のアラームで爆睡の底から無理やり起きるので、目覚めから起床までの時間も「秒」です。睡眠効率は高いけれど、好ましい睡眠ではありません。

　睡眠時間が充分に長い場合、睡眠効率は高いほどよいですが、睡眠不足では睡眠効率が高くなるので、睡眠効率だけで睡

眠を評価することはできません。

　望ましい睡眠時間に対して、前後で1割程度の余裕を持って就床し、起床することが、理想的な臥床なのです。研究上、8時間前後の睡眠時間が望ましいので、臥床時間は9時間前後を目指しても長すぎではありません。だから「とにかく、たくさん、寝ること」が大事なのです。

　自覚的な睡眠時間を尋ねたときに、臥床時間ではなく、真の睡眠時間を答える人はほとんどいません。真の睡眠時間は自覚できないものです。OECDの調査ではアンケートがデータのベースになっていますので、当然、自覚的睡眠時間、つまり臥床時間が記録されています。

　図8（P60）で示した1人当たりGDPと各国の平均睡眠時間の関係の調査では、スマホアプリによって計測された睡眠時間がもとになっているので、どの国の睡眠時間もOECDのアンケート調査より短くなっていました。

　自記式アンケートよりは正確とはいえ、スリープテックの性質上、医療検査ほど精密ではありません。臥床時間中の睡眠中断、特に臥床したままの中途覚醒の検出は難しいです。スリープテックが睡眠を正しく睡眠と判断できる確率を感度、中途覚醒を正しく中途覚醒と判断できる確率を特異度といいますが、多くのスマートウォッチの感度が90％を超えている一方で、特異度は40％前後にとどまっています。

　公式で示した理想の睡眠時間は臥床時間ではなく、真の睡眠時間ですから、理想の臥床時間の算出には、さらに1.1を乗じてください。適切な臥床時間は、以下の式で計算できます。

第２章　睡眠の長さ

$$1.1 \times (600 - 3 \times 【実年齢（歳）】)（分）$$

　寝床に入って30分以上眠れないことのほうが多く、そのために臥床中や日中の活動において、何か困った問題が発生している場合は、医療の介入を要する睡眠障害の場合があります。しかし、前述したように、たとえ数時間寝つけない日があっても連続することはなく、当日は眠くても翌日にしっかり眠れば元気を取り戻せるような場合は、それほど心配ありません。

　終夜睡眠ポリグラフィー検査によって、生物学的な真の睡眠を精密に検出すると、図15のように、人は臥床時間に何度か覚

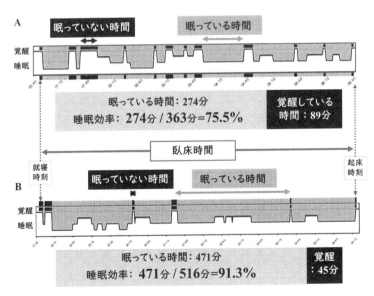

図15　睡眠効率

醒しています。

上段、Aは軽症の睡眠時無呼吸症候群患者の睡眠波形で、睡眠効率は75.5％と低いです。深いNREM（ノンレム）睡眠やREM（レム）睡眠では、無呼吸低呼吸イベントが発生しやすいので、息が苦しくて何度も目覚めています。

下段、Bは睡眠効率のよい例として、私の波形です。それでも覚醒はゼロではなく、睡眠効率は91.3％です。

臥床時間はA：363分（6時間3分）とB：516分（8時間36分）、真の睡眠時間はA：274分（4時間34分）とB：471分（7時間51分）、睡眠効率はA：75.5％とB：91.3％です。

私の主張、「とにかく、たくさん、寝ること」は、あえて「眠る」ではなく「寝る」なのですが、たくさん横になっていれば、たくさん眠れるからなのです。また、私たちは自らの意志で「寝る」というマネジメントはできますが、「眠る」というマネジメントはできません。

健康な寝つきには15分くらいかかります。睡眠効率100％というのは、健康ではないというより、現実的ではありません。

中途覚醒

終夜睡眠ポリグラフィー検査で他覚的に観察すると、誰にでも多少の中途覚醒はあります。自覚的には、一度も目覚めずにぐっすり眠ったつもりでも、他覚的には中途覚醒していることが多いです。そもそも睡眠中は意識がないので、睡眠中に覚醒しても、「睡眠状態から覚醒状態に移行した」と知覚することはできません。むしろ中途覚醒には気づかないことが一般的な

第2章　睡眠の長さ

のです。

　夜中に目が覚めるという相談をよく受けますが、目が覚めること自体は異常ではありません。特に睡眠の後半に目が覚めて、すぐ二度寝するような中途覚醒には、なんの心配もいりません。REM睡眠から覚醒すると、夢の内容を覚えていることが多いため、非現実的な夢の場合はその直前まで眠っていたことを知覚しやすく、目が覚めたという感覚があります。

　睡眠の後半に、REM睡眠や最も浅いNREM睡眠から目を覚ました場合、もう眠くない、スッキリしているという印象がありますが、これは「睡眠完了」のサインではありません。睡眠の前半で眠気や疲労を解消してしまっているので眠気は気になりませんが、まだまだこのあと、後半の浅いNREM睡眠やREM睡眠を楽しめる状態です。浅いNREM睡眠やREM睡眠は目覚めやすい睡眠ですが、二度寝しやすい睡眠でもあります。起床時刻までウトウト、ゴロゴロしてください。

　夜中に目を覚まして、それほど眠くないときは、もったいないからと、ベッドから出て活動する方が多いのですが、それはもっともったいないのです。

　眠気と睡眠の関係は完璧には明らかになっていませんが、少なくとも「眠くない」イコール「眠らなくていい」というサインではないことを、しっかり覚えておいてください。反対に「眠い」場合はいつも、「眠ったほうがいい」という意味です。大切なのは「とにかく、たくさん、寝ること」ですから、まだ臥床していられる時刻に目が覚めた場合は、活動をはじめないで、時間の許す限り、目を閉じて臥床していてください。

それではいつまでベッドにいればよいかというと、これまで説明してきた通りです。年齢に応じた生物学的に最適な睡眠時間の基準値に1.1を乗じた時間は、連続して「寝る」ことがベストなのです。最適な時間の確保が難しくても、遅刻ギリギリまでベッドに居続けてください。ギリギリ遅刻と遅刻ギリギリは全然違います。遅刻ギリギリは、遅刻ではありません。

　後半ではなく前半に、特に最も深いNREM睡眠からの覚醒は、本来ありえません。この覚醒は、たいへん不愉快です。まず、眠いです。眠りから引きずり出されたような、一睡もしていないような、一切スッキリしていない、嫌な感覚です。ほとんど脳の電気活動がない状態から覚醒すると、脳の活動量は両極端の状態なので、とても不愉快です。最後の記憶が、横になって睡眠するまでの記憶なので、その時点から、ずっと起きていた、まだ一睡もしていないと感じる方も多いです。眠れないという感覚だけでなく、頭痛や動悸がすることもあります。

　自然に中途覚醒したタイミングでついでにトイレに行くという順番なら心配はいりませんが、強い尿意で、眠いのに睡眠が中断されるのは、睡眠時無呼吸症候群の症状です。睡眠時無呼吸症候群の場合、酸欠や尿意などのストレスによって睡眠は中断されやすくなりますが、どの程度のストレスで覚醒するかは個体差があります。睡眠から覚醒に移行する刺激の最小の強さを覚醒閾値といいます。覚醒閾値が高くて、苦しくても目覚めないと、睡眠時無呼吸症候群の場合、酸素不足が進みます。覚醒閾値が高いため、完全に覚醒はしなくても、深いNREM睡眠が持続せず、浅いNREM睡眠になってしまうことも多いです。

NREM睡眠が浅くなると、深いNREM睡眠にしかできない生命活動が不足するため、自覚的な中途覚醒の回数は多くなくても、日中の眠気や高血圧など、睡眠不足の症状が出ます。

　反対に小さなストレスで目覚めてしまう覚醒閾値の低い方の場合は、中途覚醒が多いです。睡眠時無呼吸症候群は、睡眠中の無呼吸低呼吸イベントの回数で診断されるため、睡眠が中断されてしまうと睡眠時無呼吸症候群なのに正常と誤診されることがあります。酸素不足になる前に目を覚まして呼吸をするので、酸素飽和度は低下しないのですが、睡眠は何度も中断されているので、睡眠効率が下がり、臥床時間を確保しても、結果として睡眠不足の症状が出ます。この場合は、睡眠時無呼吸症候群の治療が有効です。

　特に睡眠の前半に、不快な中途覚醒を経験する場合は、睡眠外来を受診してください。

　実際に図15（P119）のAの軽症睡眠時無呼吸症候群の方は、歯科で作製した治療用のマウスピースであるOA（Oral Appliance、口腔内装置）を装着して、現在は睡眠効率90％前後を維持し、夜間トイレに起きることもなくなりました。異動して職位が上がり、不慣れで複雑な仕事になったにもかかわらず疲労感が増えていないどころか、治療前より元気なくらいだそうです。異動や昇進は働く私たちにとって、過重労働より深刻なストレス要因であることが科学的に確かめられています。この方は昇進前に治療を開始して幸運でした。

　医療機関で終夜睡眠ポリグラフィー検査をすると、正確に中途覚醒を検出できますが、スマートウォッチやスマホアプリな

どでも、簡単に中途覚醒を推測することができます。もちろん認可医療検査より精度は落ちますが、ぜひ、睡眠マネジメントのきっかけとして睡眠を可視化してみてください。

　心配なので睡眠外来を受診してほしい中途覚醒の特徴と、そんなに心配しないでよさそうな中途覚醒の特徴を以下にまとめました。もちろん、どのようなタイプの中途覚醒であっても、気になっている、困っている場合は、必ず睡眠外来でご相談ください。そしてたとえ何も困っていなくても、以下の危険な中途覚醒を体験する場合は、受診してください。

【受診してほしい中途覚醒のパターン】
　　　　　　（⇔　あまり心配しなくてよい中途覚醒のパターン）
一晩の回数　：　数回以上
　　　　　　（⇔　0～数回）
時間帯　　　：　睡眠の前半に起こる
　　　　　　（⇔　睡眠の後半にしか起こらない）
二度寝　　　：　できなくて苦しい
　　　　　　（⇔　簡単にできる）
尿意との関係：　トイレに行きたくて眠いのに目が覚める
　　　　　　（⇔　目が覚めたからトイレに行く）
気分　　　　：　不愉快、眠い、ストレス、頭痛
　　　　　　（⇔　スッキリ、眠くない、夢の記憶あり）

睡眠時間と睡眠負債

睡眠の恒常性

　生物学的に最適な睡眠時間の公式は、私が勝手に作ったものですが、その妥当性を説明するために3本の研究を紹介しましょう。

　若者と高齢者の被験者に1日当たり16時間の睡眠の機会を与えた場合、睡眠時間は両群で指数関数的に減少し、それぞれ8.9時間と7.4時間で漸近値が得られたという研究は、米国と英国の研究者によるものでした。OECD加盟国の平均睡眠時間を例として、国が変われば睡眠が変わると説明しましたので、日本の若者を対象に行われた日本の研究を取り上げます。この研究は、私たちが睡眠負債から逃れることはできないことを証明しました。これは生物学的な結論なので、睡眠負債から逃れられないという宿命は、万国共通です。

　睡眠をコントロールしているのは、恒常性と概日リズムという2つの機構だと仮定されています。

　恒常性（ホメオスタシス）とは、生物が生きるために、体温や血中の組成など生理的な状態を一定に保とうとする本質的な性質のことです。私の専門である「麻酔」の使命も、周術期の「恒常性の維持」です。本来、恒常性を維持するのは、医師の役割ではなく、どの生物にも本能として備わっている機能なのですが、外科手術というのは自然の摂理の斜め上を行く極端な

外部環境の変化であり、とんでもないストレスですから、持って生まれた本能の恒常性だけでは太刀打ちできないため、麻酔科医という助っ人が必要になります。助っ人という表現がぴったりで、私たち麻酔科医は、人間が本来備えていない機能を新たに作り出しているわけではなく、人間がさまざまな環境の変化に応じて恒常性を保つために備えている生理的なしくみを利用して、手術中の恒常性を維持しています。これはほかの診療科でも同様で、医師はあくまで皆様の助っ人、伴走者、コンサルタントであり、患者を別人に作り変えることはできません。

　手術室の外では、主に自律神経が恒常性を維持する役割を担っています。

　活動している時間が長くなると、恒常性を維持するために、本能的に睡眠で休養を取ろうとします。覚醒している間に睡眠物質が蓄積し、睡眠圧となって生体に睡眠を取るよう働きかけるというしくみです。これが睡眠の定義のひとつである「恒常性のリバウンド」で、眠気のひとつの正体です。

　このしくみは、よく「ししおどし」に喩えられます。水滴が少しずつ溜まっていき、竹筒に水が満杯になると、その重みで竹筒が頭を下げ、水がこぼれて空になり軽くなります。「恒常性のリバウンド」とは、まるでししおどしのように、睡眠圧が一定の量に達すると、睡眠によって睡眠圧を解消しようとするしくみです。

　睡眠によって睡眠圧が完全に解消されれば、またゼロから睡眠圧が増えていきます。毎日、充分な睡眠で睡眠圧を解消していれば、恒常性は保たれます。

ところが、現実社会の多くの人々は、睡眠圧が一定の量に達していても睡眠を取らないため、起床後から疲れが残り、日中のパフォーマンスが下がり、本来の1日分のエネルギーを消耗することができません。これが睡眠負債の状態です。

睡眠負債は地獄の取り立て

私たちが、睡眠負債の返済から逃れられないのは、「恒常性のリバウンド」機能のためです。睡眠負債という危機から生命を守ろうとして働く恒常性のリバウンドは、睡眠時間を延ばすという代償機構を通じて睡眠負債を解消するときに、生物学的に最適な睡眠時間に返済のための睡眠時間を追加することがわかっています。

日本の時間生物学の大家、三島和夫先生たちの研究では、15人の健康な若い男性（平均年齢：23.1±2.1歳、範囲：20〜26歳）に、連続9日間にわたって、毎晩12時間眠る機会を提供する睡眠延長実験を実施しました。実験前に約2週間記録された被験者の平均睡眠時間は7時間22分で、彼らは睡眠負債を自覚していませんでした。毎日7時間22分眠っていたら、充分な睡眠が取れていると自覚しても不思議はないでしょう。

ところが実験を通して、7時間22分の睡眠時間は、生命機能の恒常性を保つには不充分であったことがわかりました。

被験者は、時計はもちろん、温度、湿度や日照など、時刻を想像できる条件を遮断した環境で、本能に任せて好きなだけ睡眠を取ります。15人の被験者は全員、普段の睡眠時間に自覚的な不足がありませんでしたが、図16（P128）に示すように、

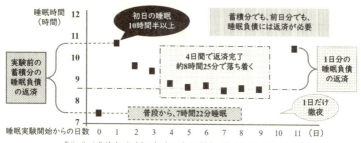

図16　逃れられる負債なし

初日は10時間半以上眠りました。この睡眠時間は、7時間22分睡眠の継続による睡眠負債に対する返済ですが、たった1日で返済しきれたわけではなく、睡眠時間が一定になるまでに4日かかっています。

　7時間22分睡眠による負債を、4日かけて返済しきると、そのうち、同じような睡眠時間に収束してきます。この睡眠時間が、本能に備わる適切な睡眠時間であり、負債を作らない睡眠時間です。そして、この実験では、この睡眠時間が、「8時間25分」でした。聞き覚えのある睡眠時間ですね。

　約8時間25分の、当人にとって最適な睡眠時間を、規則正しく続けていると、生命の恒常性は保たれます。初日は蓄積した睡眠負債を返済するために、2時間以上睡眠時間を増やし、2日目は1時間以上、3日目は1時間程度、と漸減しています。これもまた生命の神秘で、変化を嫌う自律神経が睡眠負債という異常事態を解消するために最大限譲った最適な睡眠時間からの増加が2時間以上、そこから理想状態で安定するまでに

生命への負担をできるだけ少なくしながら、4日間かけて理想の状態に着地しているのがわかります。

　普段から7時間22分も眠っていない皆様の場合は、理想の定常状態に着地するまで、もう少し日数がかかる可能性があります。

　そして10日目、安定した睡眠時間を6日続けたあと、つまり、前日までの睡眠負債のない状態で、たった一度、恒常性のリバウンドに反して長時間の覚醒を続けさせると、あっという間に取り立てが来ました。前日までの睡眠時間をいくら長くしても、翌日、長い時間覚醒し続けた場合は負債となって積み上がり、返済を免れません。

　これが、皆様も聞いたことのある、「寝だめはできないという噂」の科学的な真相です。

　借りることはできるけど貯めることはできない、それが睡眠なのです。そして、借りたものは必ず返さなくてはなりません。

睡眠負債は酔っ払い

　次に、起床から一定の時間が経って恒常性のリバウンドが生じる結果、どのようにパフォーマンスが下がっていくのかを明らかにした、オーストラリアの研究を紹介します。

　起床から12時間経つと、パフォーマンスはぐんぐん下がりはじめるのですが、Drew Dawson先生とKathryn J. Reid先生は、ちょうどその度合いが、血中のアルコール濃度が高まって、どんどんパフォーマンスが下がるのに似ていることを明らかにしました。

図17のように朝の6時に起きてから10時間が経って16時になる頃には、パフォーマンスが低下しはじめます。起床から16時間後の22時には、ビールで乾杯した程度のほろよい加減で、睡眠に最適なリラックスレベルです。図13（P89）で示した研究結果にも一致していますね。晩酌しないと眠れないという方も多いですが、22時に就寝する場合、お酒なしでも自然なリラックスレベルなのです。反対に、22時過ぎて、まだダラダラと業務をしている場合、酔っ払いながら働いているのと同じです。恒常性のリバウンドを無視し、プレゼンティーイズムを会社に負担させて、酔っ払い同然の低いパフォーマンスで仕事をすると、自律神経のバランスは崩れ、自然な眠気は訪れず、飲酒や睡眠薬に依存したくなりますが、薬物による鎮静はNREM睡眠を浅くしてしまいます。

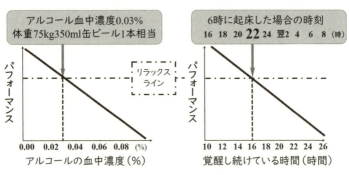

Fatigue, alcohol and performance impairment. Dawson & Reid 1997

図17　アルコール血中濃度（左）・連続覚醒時間（右）とパフォーマンスの関係

第2章　睡眠の長さ

　どんなハイパフォーマーであっても、夕方にパフォーマンスが低下しはじめるのは自然の摂理です。このとき、急にパフォーマンスがゼロになるわけではありませんから、少しパフォーマンスが落ちてきたのを感じたら、終業や帰宅など睡眠に向けた準備をはじめましょう。実際にパフォーマンス低下を自覚できる方は、かなり健康な状態だと思います。たとえ自覚がなくても時刻をきっかけに終業モードに移行してください。体温を上げることで、交感神経優位の状態になり、一時的に眠気が改善しますので、終業までに少し集中力を上げたければ、少しパフォーマンスが低下するこのタイミングで軽食を摂ったり、体を動かしたりするのがお勧めです。起床から16時間が経過した22時にはすっかりパフォーマンスが低下します。このときに帰宅していつでも寝られる状態にしておくと、自然に自律神経は副交感神経優位になり、メラトニンの血中濃度は上がり、体温は低下し、最高の睡眠の条件が整います。

　アルコール血中濃度が0.03％を超えて上がり続けると明らかに身体機能は抑制されて、放置すれば死に至ります。この点も睡眠負債と同じです。この反応が科学的に明らかなので、飲酒運転は犯罪なのです。同じ文脈で睡眠負債運転も取り締まりたいのですが、方法論の難しさから実現には至っていません。国土交通省は職業運転手の始業点呼時に、睡眠時間が充分であることを確認することを義務づけていますが、具体的な臥床時間の明示を欠いているので、どうしても強制力は弱くなります。

　職業運転手の交通事故およびヒヤリハットのすべてで、マイクロスリープまたは居眠りが確認されたという広島大学の研究

があります。つまり、交通安全のためには運転手のマイクロスリープや居眠りをゼロにしなければなりません。マイクロスリープや居眠りの原因として確定しているのは、飲酒や睡眠負債です。

厳密なアルコールチェックで飲酒運転は避けられますし、アルコール血中濃度が0.03％を超えると運転免許停止、0.05％を超えると免許取り消しという取り締まりも行われています。睡眠負債のない状態で6時に起床して覚醒し続けている場合、22時になるとアルコール血中濃度0.03％の免停レベル、翌日午前2時には0.05％の免取レベルに認知機能が低下します。前日までの睡眠負債がある場合は、起床時からパフォーマンスが低下していますので、もっと早く泥酔状態に至ります。危険ですから、睡眠負債がある場合はもちろん、睡眠負債がなくても起床後16時間を過ぎてからの運転は避けましょう。

徹夜で仕上げる資料は、酩酊状態で作り込んでいるようなものです。酔っ払いの作った資料を酔っ払いがプレゼンし、酔っ払いが評価しているとしたら、かなりのホラーです。酔っていないと言い張る迷惑な酔っ払いと、職場のショートスリーパーは似たようなものです。残念ながら、この2つのグラフは、ぴったり重なります。

どんな負債も要返済

適正な睡眠時間の妥当性を説明する3つ目の研究は、睡眠負債とパフォーマンスの関係を示した米国の研究です。

図18の一番左のグラフは、図17（P130）の右のグラフを反

第2章　睡眠の長さ

転したものと同じです。縦軸はパフォーマンスの逆数なので、縦軸の数値が上がるほど（グラフの上に行くほど）、パフォーマンスが低下します。

　図18は、睡眠負債を3種類の方法で表現しています。まず、左のグラフは、Dawson先生とReid先生の研究と同様に、前日までの睡眠負債がない場合の連続覚醒時間とパフォーマンスの関係です。

　真ん中のグラフは、8時間16分という標準睡眠時間から計算した、パフォーマンス測定時点での累計睡眠負債を横軸にしています。何日かけて蓄積した睡眠負債かは問いません。

　右のグラフは、睡眠負債のない状態からはじめて、連続覚醒、4時間睡眠、6時間睡眠、8時間睡眠を続けた場合を示しています。毎日8時間ずつ眠っていてもパフォーマンスが低下していることから計算して、8時間16分という標準睡眠時間が導き出されました。

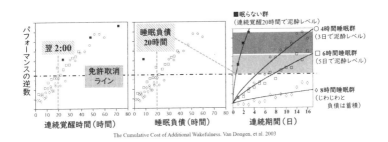

図18　睡眠負債とパフォーマンスの関係

　アルコール血中濃度0.05％の免取レベルになる連続覚醒時間

は20時間、そして睡眠負債時間は20時間、4時間睡眠なら4日連続です。月曜日から4時間睡眠を続けると、金曜日の起床時には、睡眠負債がない場合の22時、すなわち免取レベルの泥酔状態です。出勤の電車で眠ってしまうのも納得がいきます。

　日本人の平均睡眠時間である6時間睡眠を、平日の5日間続けると、免取レベルの認知機能にまで下がってしまいます。8時間睡眠でも負債がじわじわ蓄積するのがわかりますが、この程度の負債なら週末に返済できるでしょう。

「睡眠ガイド2023」には、6〜8時間という表記がありますが、この研究から、6時間睡眠の連続では睡眠負債により大きなプレゼンティーイズムが発生すること、そして8時間睡眠であっても週末の返済が必要なことがわかります。誰にとっても確実に充分な睡眠時間を定義することはできませんが、「6時間寝ていれば大丈夫」とは、とてもいえないことは確実です。

　また、ここまで社会的健康指標であるパフォーマンスを縦軸にしてきましたが、この縦軸を血圧、心筋梗塞発症率、うつ病罹患率など、ほかの心身の健康に関する尺度に変えても、同じ関係が成り立つのは、図1（P25）で説明した通りです。

　寝る時間の捻出がたいへんなのはよくわかりますが、「とにかく、たくさん、寝ること」しかありません。

無自覚負債の危険な罠

　日本の研究では、被験者に実験前の睡眠不足の自覚はありませんでした。図18（P133）の右のグラフの縦軸を眠気にすると、どの群も数日後に、変化がなくなりました。4時間睡眠群

と6時間睡眠群は、覚醒反応には大きな差があるのに、眠気にはほとんど差がありませんでした。エビデンスではなく経験をもとにした私見ですが、私は、自覚的には睡眠不足だけれど、実際は充分に睡眠が足りているという日本の働く人に会ったことはありません。反対にほとんどの働く人が、多大な睡眠負債を抱えているのに、それを自覚していません。どういうわけか、自分は大丈夫と思ってしまっている方が多いです。自分の知らないうちに負債が増えているなんて、恐ろしいことですよね。

しつこく繰り返していますが、医者が解決するべき患者の状態は、2種あります。ひとつは患者が困っていることで、たとえ病気でなくても、解決の手伝いが必要です。もうひとつは確実に患者のLIFEを脅かすことで、こちらは自覚症状を伴わない場合があります。後者の、自覚症状がないけれど医療の介入が必要な深刻な状態については、知識がないため非医療者にほとんど理解されていません。

たとえば高血圧症や脂質異常症に自覚症状はありませんが、心筋梗塞など生命、生活、人生の3つのLIFEを大きく揺るがすリスクとの関係は明らかです。同様に睡眠不足も自覚症状にかかわらず、LIFEを揺るがすリスクにつながります。

図18（P133）の通り、毎日8時間睡眠でも睡眠負債は蓄積し、図16（P128）の通り、睡眠不足を自覚していない平均7時間22分睡眠の被験者たちでも返済に4日かかるのですから、自覚症状の有無にかかわらず、平均6時間半程度の睡眠習慣による負債の返済は簡単ではありません。

「平日が5時間睡眠でも休日は10時間睡眠なので、ちゃんと

返済できています」と主張する方がいますが、土曜日も日曜日も連続で10時間眠れてしまう時点で、返済は完了していないと想像できます。研究結果から明らかなように、負債の終盤には返済ペースは減衰して、定常状態に近づきます。図16（P128）の研究では、負債のレベルが大きくないので、返済2日目から返済額を減らせているのです。連続で10時間眠れるということは、まだまだ多額の負債が残っている証拠です。

　一方、生命の恒常性を維持するためには、1日のうち覚醒する時間も必ず必要なので、一気に20時間睡眠することはできません。

　睡眠負債のない状態でも連続で覚醒していれば、12時間後には恒常性のリバウンドが睡眠を促しはじめ、パフォーマンスは下がり、眠気を感じます。そのため、帰宅時の電車内でウトウトしてしまうのはわかりますが、出勤時の電車内で眠ってしまうのは、前日までの睡眠負債がある証拠です。「電車の中で、往復しっかり眠っているので大丈夫です」とおっしゃる方も多いですが、出勤の電車で眠れてしまう事実こそが、睡眠負債の動かぬ証拠なのです。

　平日の朝の東京の地下鉄車内は隙間もないほどギューギューですが、不思議なことに座っている乗客は、その環境でほとんど眠っています。起床から12時間未満で、こんなに睡眠に適さない環境でぐっすり眠れてしまうということは、とてつもない異常事態です。

　電車の中で眠ってしまうのも、秒で寝落ちしてしまうのも、睡眠負債によって生じる「睡眠不足症候群」という睡眠障害の

第2章　睡眠の長さ

症状です。

　睡眠負債の返済を怠るとLIFEの破綻、つまり死に至ります。もちろん、睡眠負債だけが原因で明日死ぬ可能性は低いですが、毎日の睡眠負債は寿命の最後からどんどん余命を削っていきます。借金をしたらすぐ倒産するわけではありません。一度でも借金をした人のうち、破綻するのはごくわずかです。それでも、破綻のリスクは避けるべきです。

　久山町スタディによると、「収縮期血圧180mmHg以上または拡張期血圧110mmHg以上」の場合、「収縮期血圧120mmHg未満かつ拡張期血圧80mmHg未満」の場合に比べて、脳卒中の発症率は8.45倍です。血圧180mmHg以上がマズいのはなんとなく想像ができるでしょうが、それでも脳卒中の発症率は6.17％です。血圧が高いままでも9割以上の人は脳卒中を起こさないからといって、180mmHg以上の血圧を放置していいと考える人はいないでしょう。血圧を下げるだけで、9割近い脳卒中の発症は予防できるのです。6時間未満の睡眠時間も同じです。

　反対に、たくさん眠ったからといって、寿命を非科学的に延ばすことはできません。私たちの寿命はむしろ、毎日の不適切な行動によって削られるばかりなので、少しでも好ましい行動を増やすことで、結果として寿命は延びるのです。寿命を延ばす習慣とは、寿命を縮めない習慣のことです。「毎日、6時間ピッタリ眠ろう」より、「毎日最大9時間眠ろう」のほうが、「睡眠ガイド2023」で推奨される「6〜9時間の睡眠時間」を達成しやすいのです。働く皆様が、うっかり、毎日10時間以上眠ってしまうという状況は想像できません。だから、強い意志

を持って、毎日たくさん寝てほしいのです。

　第一に、負債を抱えないこと。負債を抱えないで済む方法を一番に考えてください。第二に、もし負債を抱えてしまったら、すぐに返済すること。どんなに少額でも、どんなにすぐに返しても、返済は負担です。二度と返済の苦労をしたくないと早い時期で知るのも大切です。負債を返済しない習慣が日常になると、負債を抱えている自覚が麻痺してきます。麻痺しているからといって、死に近づいていないわけではありません。「負債はあるけど自覚がないから大丈夫」という状態は、むしろ自覚があるよりも不気味です。

睡眠時間8時間×5日間チャレンジのススメ

返済はアンチエイジング

　睡眠不足という不適切な行動で寿命を縮めているということは、表現を変えると、老化を進めているということです。その文脈では、睡眠マネジメントほどアンチエイジングに効果のある行動はありません。時を戻すことはできませんが、老化のスピードを落とすと、若返ったように見えます。老け込んでいる人は、実年齢相当まで若返ります。睡眠障害を治療すると必ず、周囲から若返ったと言われるので、皆様、自信を持ちます。

　騙されたと思って睡眠を増やしてみると、翌朝から肌の艶は変化します。睡眠不足により顔面の角層水分量、弾力、表面粗さ、赤み、目尻シワなどだけでなく、前腕の角層バリア回復能

第2章　睡眠の長さ

が有意に悪化することがわかっています。成長ホルモンやメラトニンは、肌の代謝を促進します。高価な美容クリームより、睡眠のほうがずっとお得に若返ります。

　健康のためにサプリメントを摂る、運動をする、栄養に気を遣うなど、時間やお金を使って何かを生活習慣に追加するのは、皆様、すごく得意です。きらびやかな広告の宣伝文句に誘われて、効果や安全性が科学的に検証されてもいなければ、社会的に認証されてもいない高価なサプリメントを買うくらいなら、１分でも長く眠るほうが、絶対にお得で万病に効きます。

　私たち生物は原則として、何か特別な行動を加えなくても、持って生まれた生命の恒常性で自動的に健康な生命活動を営めます。とはいえ、私たち人間は社会的な生物ですから、持って生まれた生命の恒常性を歪ませるような行動をします。睡眠不足は最たるものですが、タバコなど毒物の摂取、暴飲暴食などの不摂生は誰にでも覚えがあります。中には取り返しのつかない行動もありますが、睡眠負債は、ほとんどの場合、生きているうちに返済可能です。

　日本人にとって最も身近な睡眠障害である睡眠不足症候群は、放置すれば死に至る、対策の必要な疾病ですが、その対策は毎日充分に眠るという簡単なものです。お金も資格もいりません。

　睡眠不足症候群のほかにも、命に関わる、対策の必要な睡眠障害があります。睡眠不足症候群を含む睡眠障害は、互いに合併していることが多いです。睡眠負債を返済した状態でのみ、それらの深刻な睡眠障害の評価が可能です。睡眠時無呼吸症候

群など、医療機関による診療の必要な深刻な睡眠障害を早期発見、早期治療するためにも、睡眠負債の返済は重要なのです。

そこで皆様には、「騙されたと思って」、8時間以上の睡眠に5日連続で挑戦してもらいたいのです。

慣れ親しんだ生活習慣を変容するというのは、非常に難しいものです。

いくらエビデンスを知識として理解しても、簡単には実践できません。

世の中にあふれるあまたの誘惑の魅力に比べ、睡眠の便益にはリアリティがありません。

「長く眠ると腰や頭が痛くなり、むしろ体が重くて不健康な症状が出る」とおっしゃる方はたくさんいらっしゃいます。「年のせいだと思いますが、若い頃と違って、そんなに長くは眠れないんです」とおっしゃる方も多いです。確かにあなたが80歳なら、20歳のときより、睡眠時間が3時間短くなっていても不思議はありませんが、そうおっしゃる方の多くはせいぜい50代で、まだまだ8時間睡眠できるお年頃です。

8時間以上、5日連続で臥床することは誰でもできます。できない人はいません。その能力は皆様にあります。

一生続けろとは申しません、たった5日のゲームです。達成の報酬はクリアな判断力です。美肌もついてきます。

もちろん、8時間以上臥床しても、臥床した分だけ睡眠できるかどうかはわかりません。臥床時間が増えれば、睡眠効率が下がる可能性もあります。それでも、とにかく、四の五の言わずに5日間だけ、挑戦してみてほしいのです。

第2章　睡眠の長さ

　1日目、2日目には、体が重く、頭が痛く、長く寝たせいで体調や気分が悪い、腰や背中が痛いと感じるかもしれませんが、5日、続けてください。5日で完済できないにしても、負債が20時間を下回れば、パフォーマンスが泥酔レベルより高い状態を体験できます。そのパフォーマンスを実感してほしいのです。

　5日間8時間臥床を続けても、何も変化を感じなければ、ただ体の重さだけが残るのなら、あなたは極端なショートスリーパーなのかもしれません。

　それでも、8時間×5日間臥床する致命的なデメリットはありません。自分の性質をひとつ明らかにできたのなら、儲けものでしょう。

　ある女性は、「そんなことをしたら絶対に締め切りに間に合わない、そうなったらヨーコ先生のせいだ」と啖呵を切って挑戦してくれました。どういうからくりかわからないけど、徹夜しても間に合わないはずだった締め切りに、間に合ってしまったそうです。狐につままれたような顔をしていました。

「これでどうにもならなかったら、ヨーコ先生のせいだからね！」とキレ気味に挑戦してくれる方のほうが、成功して睡眠の価値に気づいてくださる傾向が強いように思います。

「次の過重労働面談で文句を言ってやろうと思っていたら、すっかり体調がよくなり、なぜか仕事の効率が上がり、過重労働面談にひっかからなくなっちゃったんです」と偶然乗り合わせたエレベーターで、満面の笑顔で話しかけてくれた従業員もいました。

企業主導の睡眠チャレンジ

睡眠の効能を実感することは、どんなエビデンスより説得力があります。たとえ健康リスクがあっても自覚症状がないから大丈夫、とスルーする人が多いことからもわかるように、いくら科学的に正しい情報であっても、リアリティを持って納得し、自分ごとにするためには、実感の伴う段階が必要です。

私たち医師や公衆衛生家は、エビデンスがひとつの真理で、誰にでもユニバーサルに応用できることを知っていますが、多くの皆様は「それが私に効くかどうかはわからない」という感覚を持つようです。誰かには効いたことがあるけど、誰にでも効くかどうかは確かめられていない状態が、「エビデンスがない」状態です。エビデンスがある健康法は、誰にでも効きます。

一部のお金持ちにしかできないとか、特殊な能力がないとできないとか、誰かにとっては有用でも別の誰かには有害であるとか、そういう難しい健康法を「妥当性が低い」と表現します。誰にでもできて、誰にとっても有用な、エビデンスと妥当性がどちらも高い生活習慣こそ、絶対に採用するべき最高の健康法なのです。そしてその筆頭が、「とにかく、たくさん、寝ること」です。

それでも、科学的に確かな健康法より、人気者やインフルエンサーが紹介する健康法が魅力的に見えます。エビデンスのない、誰かが成功した健康法が、あなたに効果があるかどうかはわかりません。そもそもそういう体験談は、サプリメントを摂ったという行動と、健康になったという結果が偶然重なった

だけで、因果は独立している場合が多いです。落語「目黒のさんま」のように、思い込みの作った物語かもしれません。それでも憧れの人気者の体験談は、どんなエビデンスよりリアリティがあり、真似したいと思わせる力があります。だからこそ、ぜひ、人気者やインフルエンサーに8時間×5日間臥床を試していただきたいです。我こそは、という人気者からの他覚的な効果検証のオファーをお待ちしております。

　8時間睡眠は万能です。アレルギーなど、副作用もありません。お金もかかりません。ともかく体験してみてほしいです。

　睡眠の価値を大勢に伝えるために国民全員が睡眠健診を受けられるようにしたり、睡眠科を標榜できるようにしたりというアイデアがすでに動いています。すばらしい試みで、私も活動に参加していますが、それ以上に簡単な挑戦として、新入社員研修などで、この8時間×5日間臥床チャレンジを取り入れてみてほしいです。治療の必要な睡眠障害のスクリーニングとしても有用です。

　新人研修で難しいダンスに挑戦し、苦労を分かち合い、チーム力を養い、達成感を得るようなプログラムで、毎年、骨折などの負傷者が出るけれどやる価値があるという説明を聞いたことがあります。が、たとえ実際にモチベーションが高まるとしても、怪我をするリスクのあるチャレンジは、妥当性が低いです。企業側の自己満足に見えます。

　自己保健義務を果たす一環として「とにかく、たくさん、寝る」チャレンジは、学生から社会人になる覚悟を示すものでもあります。学生時代、授業を休んで困るのは自分だけですが、

健康の問題で会社に与えるプレゼンティーイズムやアブセンティーイズムは、厳しく表現すれば、自己保健義務違反による横領行為です。仕事はストレスがあってこそはじめて、達成できるものだからこそ、余暇を積極的に睡眠に当てられる社会人が、成功を摑むのです。

たとえばマインドフルネスを取り入れて生産性を向上している企業は多いのですが、マインドフルネスの実践には、ある程度のテクニックが必要です。向き不向き、好き嫌いもあります。ハマる人にはいいのですが、ハマらない人にはいまいちです。確かにマインドフルネスのストレスリダクション効果にはエビデンスがあり、エビデンスのない施策より優れていますが、睡眠時間の確保についてはマインドフルネスよりたくさんの分野で、より大きい健康効果が証明されています。

睡眠は誰にでもできます。意識がないので、知覚できないのが玉に瑕でしたが、現在はスリープテックで簡単にモニタリングでき、多様な効果をリアルに実感することができます。福利厚生として、スマートウォッチを全従業員に与えている企業は多く、追加で測定機器を購入しなくても、簡単に取り入れられます。8時間×5日間臥床チャレンジで、プレゼンティーイズムやアブセンティーイズムは確実に低下します。挑戦の前中後にPVTを測定して、睡眠の効果を可視化するのもお勧めです。ウォーキングイベントのように、部門対抗で睡眠時間を競うゲーミフィケーションもいいですね。

たとえば就業時間中の禁煙を就業規則で定めている企業がありますが、同様に社内規範として、8時間睡眠を従業員に奨励

第2章　睡眠の長さ

するのもすばらしい取り組みです。

　たとえ長時間労働を適正化し、11時間の勤務間インターバル制度を導入しても、従業員が自律的にその勤務間インターバルを睡眠に当ててくれなければ、生産性や健康への効果が期待できないのです。制度が規範を伴わなければ形骸化する一方、規範さえあれば制度がなくても機能します。

　新入社員には、仕事の各論を教える前に、総論の自己保健義務の実例として、勤務間インターバルのうち、少なくとも8時間を睡眠に当てることを強く胸に刻みつけてもらいましょう。しっかり寝ている優秀な先輩をロールモデルとして紹介するのも効果的です。

　勤怠の乱れや居眠りなどにより懲戒する場合は、注意の段階から睡眠時間について言及し、懲戒のレベルを上げる条件として、睡眠時間に関する項目も追加するほうがよいでしょう。

　また、療養から復職する際にも、8時間×5日間臥床を確認することを強く勧めます。8時間臥床できれば通常勤務ができるというわけではありませんが、8時間臥床すらできない状態で、8時間勤務をすることは絶対にできません。寝るより楽なことはありません。それができないのに、働けるわけがありません。

　復職時に必要な生活記録表を、スマートウォッチなど、デジタルデバイスを用いて作成する制度設計もお勧めです。ただし、復職時や懲戒時というイレギュラーな場面で、しかもあとづけで適用すると、ペナルティだと誤解されてしまうリスクがあります。普段からデジタルデバイスによる生活記録を評価す

る規範を浸透させておくとベストです。

　企業が8時間×5日間臥床チャレンジを推奨する際には、トップマネジメントがチャレンジを完了できる社員を評価する本気を見せて、インセンティブとしてスリープテックや寝具を与えるなどの規範を作ってください。

職業運転手の睡眠チャレンジ

　企業主導の8時間×5日間臥床チャレンジを最も実施してほしいのは、運転手です。

　2003年、JR西日本山陽新幹線の運転士が、福山駅を定時発車後、所定速度で運転中に約8分間居眠り状態となり、岡山駅に到着した際、ATC（自動列車制御装置）の作動により新幹線車両が所定停車位置の約100メートル手前で自動停止するという事故がありました。この運転士が睡眠時無呼吸症候群と診断されたことを皮切りに、交通安全と睡眠、特に睡眠時無呼吸症候群との関係が注目されるようになりました。

　第5章で睡眠時無呼吸症候群について取り上げますが、確かに睡眠時無呼吸症候群があると、充分な臥床時間を確保していても睡眠不足になるリスクがあります。現在、国土交通省で推奨されている睡眠時無呼吸症候群のスクリーニングを職業運転手に行うことも、道路交通法上、重度の睡眠障害に免許交付や運転に厳しい制限が設けられていることも、疾病差別ではなく、妥当な制度だとは思います。

　一方、広島大学の一連の研究によると、トラックドライバーのヒューマンエラーによる交通事故の背景には、必ずマイクロ

スリープや居眠りがあることがわかっています。マイクロスリープや居眠りの原因は、「睡眠不足」であることが多いです。マイクロスリープは、何らかの理由で恒常性のリバウンドによる睡眠欲求が、一時的に覚醒意図を上回ってしまった結果として起こります。マイクロスリープや居眠りを起こした運転手の多くには、「睡眠不足」や「睡眠負債」が検出できますが、「自覚的な眠気」の有無は、あまりあてになりません。

　強調したいのは、交通安全のリスクになるのは、あくまで「睡眠不足」であり、「未治療の睡眠時無呼吸症候群」は睡眠不足の一因に過ぎないということです。交通安全のため睡眠不足を起こし得る疾病の検出以上に重要なのは、臥床時間の不足による睡眠不足の撲滅です。

　睡眠不足の主因は、未治療の睡眠時無呼吸症候群ではなく、臥床時間、すなわち睡眠努力の不足です。毎日8時間以上臥床するという充分な睡眠努力をしているのにもかかわらず、睡眠不足の症状が遷延する場合は、睡眠不足の原因となっている睡眠時無呼吸症候群などの睡眠障害を検索し、必要に応じて治療することが大事です。睡眠障害の早期発見、早期治療を実現するためにも、充分な臥床時間の確保という前提が欠かせません。すべての運転手の睡眠時間を充分に確保しない限り、交通事故をなくすことはできません。睡眠障害のスクリーニングは睡眠障害の検出には有用ですが、睡眠障害の有無にかかわらず全運転手の睡眠時間を増やしてはじめて、交通安全につながります。

　ドライバー全員が、8時間×5日間臥床に挑戦して、臥床時

間の不足による睡眠負債をなくした上で、眠気が残っていたり、チャレンジ時の測定で睡眠効率が低かったり、チャレンジ後もPVT検査の反応が悪かったりした場合には、保険診療で、できれば自己負担額は会社が負担して、睡眠外来を受診させる流れが、安全のための最善策です。

事業者は睡眠障害の有無にかかわらず、自己保健義務として毎日充分な睡眠時間を取ることを服務規定として徹底しましょう。そして、睡眠障害を治療し、睡眠努力を怠らない運転手を高く評価し、彼らがヒューマンエラー以外の理由で事故に巻き込まれないように、制度設計や設備投資を行ってください。

1日1回、毎日同じ環境で8時間以上睡眠を取るのが理想ですが、スケジュール上、それが叶わない運転業務も多いです。睡眠障害の特性によっては、働き方を考慮する企業の姿勢も大事です。

自覚的な眠気や終夜酸素飽和度モニタリングによる睡眠時無呼吸症候群のスクリーニングでは、運転手のマイクロスリープや居眠り、それによる交通事故を防ぐことはできません。スクリーニングはあくまで、睡眠時無呼吸症候群のハイリスク群を抽出することが目的で、そのハイリスク群に適切な介入をしない限りは、スクリーニング単独で機能することはありません。

運転手を雇用する事業者が、運転手に服務規程としての睡眠努力を促し、8時間×5日間臥床チャレンジを実践することが交通安全のための最適解だと私は考えます。現在、国土交通省により、職業運転手には始業開始の点呼時に睡眠不足がないかを確認することが義務づけられていますが、睡眠不足がないと

いう自己申告が何時間以上の臥床を指すのかは決まっていません。勤務間インターバル同様、法令に定めるけれど具体的な時間を決めないという手がズルいと思いますが、まあ、そこはいろいろ利権云々あるのでしょう。私の知見ではわかりません。

しかし経営者の皆様は、そんなズルさに流されず、従業員のLIFEと安全、ひいては社会全体のLIFEと安全を守るため、ビシッと自社の運転手にふさわしい睡眠時間を宣言してください。私は、8時間がいいと思います。「理想は8時間、6時間未満の乗車は禁止」と徹底するのが、お勧めです。

運転手に限らず、睡眠負債とPVTの関係は明らかなので、8時間×5日間臥床チャレンジのあと、測定したPVTを基準として、客観的に管理することも制度設計によって可能です。

運転手じゃなくても、新入社員じゃなくても、どうぞ皆様、土日や連休に合わせて前後の仕事を少しだけ調整して、8時間×5日間臥床に挑戦してみてください。PVTを測定できる無料アプリもありますので、測定しながら実施するのも楽しそうですね。私も毎日PVTを測定していますが、結構直前の睡眠の状態を反映するので驚いています。

8時間×5日間臥床チャレンジで、皆様の景色がきっと変わると、約束します。

第3章
睡眠の構成

NREM睡眠とREM睡眠

睡眠の構成と自律神経

さて、ここまで、「とにかく、たくさん、寝ること」を主張し続けてきました。

よくある質問ダントツ１位は、「最低何時間眠ればいいですか？」ですが、第２位は、「睡眠の質と量、どちらが大切ですか？」という質問です。

以前は、睡眠の質と量はトレード・オフの関係ではなく、互いに依存し合う独立した要素であると回答していました。質問者の期待としては、睡眠時間が短くても済むコツがあるなら教えてほしいということなのでしょう。

睡眠の「量」は、「長さ」ですよね。単位は、分や時間などです。

睡眠の長さについては、習慣的な睡眠時間、生物学的に最適な睡眠時間、疫学的な平均睡眠時間と個人の睡眠時間、臥床時間と真の睡眠時間など、さまざまな捉え方があります。その単位はすべて時間（分、秒）です。睡眠負債の単位も時間です。つまり、睡眠の量は、時計で測定できます。

それでは、質とはなんでしょうか。そして、睡眠の質を、どのように測定すればよいでしょうか。

睡眠中は「意識」を消失しているので、「よい睡眠、ナウ」と知覚することはできません。

第3章　睡眠の構成

　たとえば着物の質は、模様や刺繡、織り、手触り、丈夫さ、手入れの容易さ、作者、素材、価格など、質の尺度がさまざま考えられます。

　皆様はおそらく、一切、疲れを感じず、スッキリと気持ちよく目覚めた朝や、イキイキと眠気なく集中できる日中に、睡眠の質が高かったと感じるのではないでしょうか。でも、それって睡眠じゃなくて、覚醒の質ですよね。そうなんです、私たちは覚醒の質が高いとき、睡眠の質が高いと感じるのです。

　第1章の「睡眠とウェルビーイング」の項でお伝えした通り、「睡眠の質と量」という概念は非現実的で、「睡眠の量と覚醒の質が影響し合う」のです。

　というお話をセミナーでたっぷりお伝えしたあと、「睡眠時間が長いほどいいという先生の考えはわかりましたが、忙しくて眠る時間が取れない人に、短時間でも睡眠の質を上げる方法を教えてください」なんて質問をいただくと、内心、ズッコケてしまいます。覚醒の質を高める睡眠に関連する好行動は、睡眠時間にかかわらず有効ですが、睡眠時間の確保が難しい人ほど、その好行動をするための時間を、睡眠時間に回したほうがベターです。

　さて、その上で理想的な睡眠、すなわち「覚醒の質をよくする睡眠の条件」として、第一に長さ、次に構成、最後に睡眠覚醒リズムの3つの要素を挙げます。睡眠時間については、疫学的な睡眠時間、習慣的な睡眠時間、生物学的に最適な睡眠時間等々、第2章で詳しく取り上げました。この章では第二の要素、睡眠の構成について、お伝えします。

睡眠には、NREM睡眠とREM睡眠があります。そして、NREM睡眠には、深さの程度があります。

すでにNREM睡眠やREM睡眠という言葉を使っていますが、あらためてそれぞれの意義と役割を見ていきましょう。

図19の上段の波形は、図15（P119）のBの波形です。その波形を、浅いNREM睡眠（N1〜2）、深いNREM睡眠（N3）、REM睡眠（REM）に分けて図19の下段に示しました。

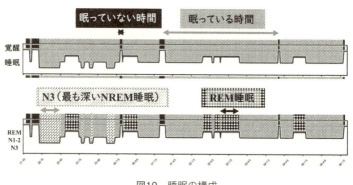

図19　睡眠の構成

図19の睡眠波形は、NREM睡眠とREM睡眠を、生命の恒常性の維持を司る自律神経で測定しています。

睡眠生理については、まだ多くのことが明らかになっていませんが、私は中枢神経系ではなく、主に自律神経系が睡眠をコントロールしていると考えています。そのため、第１章で、自律神経を話題にしました。

この睡眠波形は、本邦で終夜睡眠ポリグラフィー検査に用い

第3章　睡眠の構成

る携帯型装置（簡易検査装置）として認可されている機器で測定しました。末梢の血流量をセンシングして自律神経バランスで睡眠を捉える画期的な精密検査で、簡易検査装置としては認可機器中、唯一、睡眠の分断化や深睡眠の著しい減少または欠如が確認できます。睡眠と覚醒、REMとNREMを脳波の検査と同等の精度で検出するだけでなく、脈拍、酸素飽和度、いびきの回数と大きさ、寝相、無呼吸低呼吸イベントなどを検出します。

現在はスリープテックの進化で、入院しなくても、大怪我をしたときのように器械のコードでぐるぐる巻きにならなくても、このような機器を用いて、自宅で簡単に高度な検査が受けられます。しかも診療報酬は900点、自己負担額3割の皆様なら、2,700円で受けられる検査です。第1章で、HSAT（簡易SAS検査）として紹介した検査です。

睡眠中は自律神経の副交感神経が優位になり、血圧と脈拍が下がるので、心血管系へのストレスが減弱します。反対に、睡眠不足や、何らかの睡眠障害で結果として睡眠不足と同じ状態になると、心血管系へのストレスによって動脈硬化が進み、心筋梗塞や心不全のリスクが高まります。高血圧症と動脈硬化の関係はよく知られていますが、覚醒時の血圧が正常であっても脳心血管イベントを発症することがあります。睡眠不足によって、夜間に血圧を充分に下げて血管を保護していないことが正常血圧のイベント発症原因のひとつです。

睡眠と脳の関係はよく知られているので、認知機能と睡眠の関係は比較的想像されやすいのですが、睡眠障害が循環器負荷

を高めて高血圧症を引き起こし、動脈硬化を増悪し、3つのLIFEを脅かす脳心血管イベントリスクを増大するという重要な点は見過ごされがちです。

　睡眠不足は、高血圧症や脳心血管イベントだけでなく、糖尿病などその他の生活習慣病との関係も明らかで、一部のがんの発症率も上がり、全死因死亡率、寿命、健康寿命という生物学的な健康のほか、うつ病などの精神疾患や認知症、神経変性疾患などとの関連も明らかになっています。睡眠と健康の関係は、すべて自律神経バランスが仲介しています。

　睡眠は脳波で測定するというイメージが強いかもしれませんが、スリープテックの進化により、現在はこのように自律神経で睡眠が測定できます。

　脳波によるNREM睡眠とREM睡眠の区別は、ルールに基づいて人間が判読します。そのため、技師によって評価にバラつきがあります。そもそも臨床医療はオーダーメイドで属人的な行為ですから、検査と患者の特性を医療者が理解して同じ結果の評価を変える場面は珍しくありません。しかし、診療としてではなく企業健診などのスクリーニングとしては、バラつきのない評価のほうが向いていると私は思います。

　これほど一般社会でスリープヘルスが注目され、さまざまなスリープテックが開発されている中で、睡眠臨床における診断プロセスは、ほかの専門診療領域に比べ、脳波による古典的かつ属人的な評価からのアップデートが遅れていると感じます。

　パリ五輪では多くの種目でAI判定が採用され、その賛否は分かれましたが、私はデジタルな評価に一目置いています。無論、

デジタルな評価は最終決定ではありません。それを医師の専門性や患者の多様性に応じてナラティブに評価していけばよいと思います。デジタルな評価に対し、オーダーメイドの治療方針を決定するのはあくまでアナログな人間ですが、デジタルな評価も存在するほうが、評価基準が属人的になりすぎるリスクを避けて、より公正な判断が期待できます。

睡眠の構成と脳波

　古典的といっても脳波の歴史は意外に浅く、1929年、ドイツの精神科医ハンス・ベルガー（Hans Berger）先生が人間の脳の電気現象記録を発表したことがはじまりです。およそ100年、同じ仕様で用いられている医療用測定機器はほかにないので、すごい発明であったことは間違いありません。1929年当時は、睡眠生理について、現在以上に何も明らかになっておらず、特徴的な姿勢とか、可逆的な意識喪失とか、反応性閾値の上昇とか、およそ見た目でわかることだけしか知られていませんでした。

　脳波記録装置（脳波計）の登場直後、覚醒中と睡眠中の脳波を比べてみたところ、覚醒状態から睡眠状態に移行すると、脳の電気活動が弱まる（徐波化する）ことが確認されました。そこで、脳波の徐波化こそ睡眠の正体、と考えられるようになりました。

　脳波によって、ますます他覚的な睡眠研究が盛んになった1953年、脳波上、脳の電気活動は覚醒中同様に活発なのに、見た目は眠っているという状態が観察されました。横になったままぐったりとして体は動かず（特徴的な姿勢）、軽い呼びか

けにも反応しません（反応性閾値の上昇）でした。このとき被験者の閉じたまぶたの奥で、その眼球だけが激しく動いていたため、この状態を、Rapid Eye Movementの頭文字を取って、REM睡眠と名づけました。

　REM睡眠の発見を機に、脳の電気活動が減弱する睡眠を、REM睡眠と区別してNREM睡眠と分類しました。NREM睡眠はREM睡眠ではない睡眠という名称ですが、脳波が徐波化することから、徐波睡眠と呼ばれることもあります。徐波をデルタ波ともいうので、デルタ睡眠とも呼ばれます。

　覚醒中に活発だった脳の電気活動は、睡眠がはじまるとどんどん穏やかになり、やがて、ほとんどゼロの状態になります。私たちが生きている間、脳の電気活動がほとんどゼロになるのは睡眠中だけです。当初、脳波の減弱を睡眠と解釈したため、脳波の減弱度合いによって、睡眠の深度を3段階に分けました。脳の電気活動がほとんどゼロになる、3段階のうち最も深いNREM睡眠を、N3と呼びます。深睡眠、ディープスリープなどとも呼び、N3を指して、前述の徐波睡眠、デルタ睡眠という表現を用いることもあります。本書では、「NREM睡眠」と「N3」という表現を用います。

　図20（P159）に示すように、覚醒とREM睡眠は脳波だけでは区別がつかないので、睡眠の構成は、脳波だけでなく、脳波と筋電図の組み合わせで決定します。そのため、入院して実施する精密機器を用いた終夜睡眠ポリグラフィー検査では、眼球や顎の動きを筋電計でモニタリングしますので、どうしても装着するセンサーが増えてしまいます。

第3章 睡眠の構成

　自律神経で睡眠の構成を測定する場合は、覚醒＞REM＞浅いNREM＞N3の順で、交感神経活性が高くなる性質を利用して判別しています。スリープテックの感度、特異度は、概ね脳波の判読を正としていますが、脳波の判読の背景には属人性が隠れていることには、注意が必要です。最近は脳波判読AIの開発が進んでいますが、特定の技師の判読を学習している場合、やはり属人性が保存されてしまうというジレンマがあります。名判読の汎用性を高めるという意味はあるでしょう。

　人間は、その起源から眠っているのに、REM睡眠とNREM睡眠の発見からは、まだ70年あまりしか経っていません。

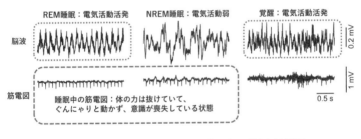

図20　REM睡眠、NREM睡眠、覚醒中の脳波と筋電図

　そしてつい最近、2017年には、脳を持たないクラゲにも睡眠があることがわかりました。現在でも多くの科学者は、睡眠のコントロールを脳が司っていると考えていますが、私は自律神経が睡眠を操っていて、睡眠による脳の変化は、睡眠のトリガーではなく結果ではないかという仮説を立てています。

　睡眠にはNREM睡眠とREM睡眠があります。脳波上、活発

な電気活動をしているのは覚醒とREM睡眠、活動性が消失しているのはNREM睡眠とREM睡眠で、REM睡眠はNREM睡眠より筋弛緩が優位です。

NREM睡眠は覚醒中よりわずかに電気活動が減弱している状態からほとんど電気活動が消失している最も深い段階まで3段階に分けられ、浅い順にN1、N2、N3と呼ばれます。N3は深睡眠、DEEP SLEEPとも呼ばれ、私たちが生きている間、脳の電気活動がほとんどないという状態は、このN3だけです。

REM睡眠そしてN1、N2、N3にはそれぞれ決まった役割があり、その役割を適切に果たすためのしくみがあります。睡眠科学の最もおもしろい領域です。

【REM睡眠とNREM睡眠のまとめ】

脳の電気活動
- REM ：活発（夢、思考の整理、記憶の定着）
- NREM：深さに応じて減弱〜無『脳の休息』

筋活動
- REM ：弛緩『体の休息』
- NREM：完全には弛緩していない（寝返りによる疲労回復）

発現のタイミング
- REM ：睡眠の後半ほど、多く、長い『後半優位』
- NREM：睡眠の前半ほど深く、だんだん浅く短くなる
  『N3は前半』

役割
- REM ：脳の発達、精神的な安定（成長に重要）、クリエ

イティブな作業、イメージトレーニング、夢
- NREM：成長ホルモン分泌（体内組成の修復）、免疫機能向上、骨格形成、脂肪分解など代謝調節

NREM睡眠の深度

あらゆる生命体が睡眠という生命活動を獲得した経緯は謎に包まれたままですが、進化の源流にある下等な生物にも睡眠行動が確認されていることから、人類はその起源には、睡眠という生命活動を備えていたことでしょう。

その長い人類の睡眠の歴史の中で、現在では一般的な用語である「REM睡眠」が発見されたのは1953年、わずか70年前のことでした。このエポックメイキングな一歩の立役者が、スタンフォード大学のウィリアム・C・デメント（William C. Dement）教授、知る人ぞ知る睡眠科学の父です。

デメント教授は1950年代にはじめて睡眠を脳波で評価し、1963年にスタンフォード大学に赴任して、睡眠研究所を開設、学会を組織し、精力的な学術研究と社会活動で次々と常識を打ち破り続けて、2020年6月、惜しまれながら、この世を去りました。

睡眠という生命活動には長い歴史がある一方で、睡眠科学は育ち盛りの若い学問です。現在も日進月歩で新しい発見があとを絶たない、エキサイティングな領域です。

REM睡眠を、「最も浅い睡眠」と表現する専門家がいますが、ポピュラー・サイエンス的な誤解を招くと危惧しています。だ

から、「科学的には、『REM睡眠は最も浅い睡眠』ではない」、と言い切ったほうがわかりやすいと、私は考えています。図20(P159)の通り、睡眠中の脳の電気的な活動量はREM睡眠で最も活発で、NREM睡眠では深くなるほど活動を弱めます。この活発度の順序から、真面目な研究者たちは「NREM睡眠が最も浅いという表現は間違いとはいえない」と説明することが多いのですが、これも一種の情報の非対称性です。多くの非医療者は、深いほど睡眠の質が高く、浅いほど質が低いと捉えがちです。睡眠はそのシークエンス（連続）で、深い部分も浅い部分もREM睡眠もすべて意味があって、そのストーリーが睡眠の成果としての覚醒の質を決定します。REM睡眠とNREM睡眠は、その性質が異なる別の睡眠状態で、REM睡眠とNREM睡眠、浅いREM睡眠と深いNREM睡眠、それぞれの段階がすべて等しく睡眠で優劣はなく、その発現のストーリーが覚醒の質につながります。

　NREM睡眠の深さには以下のような段階があります。深くなるほど、脳波上、ゆっくり大きな波形（徐波）が観察されます。つまり睡眠の深さは、脳波で他覚的に計測できます。これを発見したのもデメント教授です。

　　　　N1…小さな音で目覚めてしまう浅い眠り
　　　　N2…軽い寝息を立てる程度の浅い眠り
　　　　N3…声や物音でも目覚めない深い眠り

　デメント教授は次に、N1、N2、N3、REM睡眠を90〜120

第3章　睡眠の構成

分のサイクルで、少しずつ変形しながら、交互に繰り返す周期性を見つけました。睡眠のウルトラディアンリズムです。

睡眠のウルトラディアンリズム

睡眠潜時

　睡眠の構成要素にはREM睡眠とNREM睡眠があり、NREM睡眠には深度があります。それでは一夜の睡眠中、それぞれの構成要素がどのように発現すると、覚醒の質が高くなるのでしょうか。

　ウルトラディアンリズムとは、概日リズム（サーカディアンリズム）より短い単位の生理的な周期として定義される、体内時計の一種です。概日リズムとは、生物学的な1日を刻む体内時計で、およそ25時間周期です。睡眠のウルトラディアンリズムは、人類が体内に持っている睡眠のリズムで、このリズムが不安定になると睡眠の果たすべき機能が落ちて覚醒の質が低下し、健康状態に悪影響を及ぼします。睡眠のウルトラディアンリズムは、90〜120分周期です。

　1日1回の連続した睡眠で、必要な生命活動を完了するには、少なくとも4サイクルのウルトラディアンリズムが必要です。そのためには6時間以上かかります。健康な人間は、図21（P164）に示す通り、一夜の睡眠中、NREM睡眠とREM睡眠で構成されるウルトラディアンリズムのサイクルを5〜6回程度、繰り返します。

終夜睡眠ポリグラフィー検査では、脳波や交感神経活性を用いて、ウルトラディアンリズムを測定します。

　私たちがベッドに入って横になり、目を閉じると、自律神経はどんどん副交感神経優位になるので、脈拍、血圧、呼吸数が減ります。これがリラックスの状態です。同時に脳の活動もじわじわと弱まり、横になって目を閉じて眠ろうとしてから15分程度で睡眠に入ります。これが、睡眠の開始です。脳の活動がじわじわと弱まって、覚醒から睡眠に移るので、睡眠の開始は最も浅いNREM睡眠、N1です。

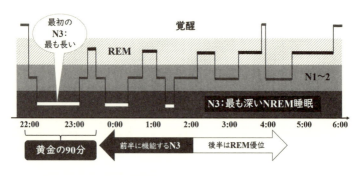

図21　睡眠のウルトラディアンリズム

　睡眠と覚醒の間に、明確な境界があるわけではありません。脳波や交感神経活性の測定波形を読影して、人間やAIが、線を引いているのです。

　臥床して睡眠を意図してから、実際に睡眠がはじまるまでの時間、つまり寝つきにかかる時間が睡眠潜時です。標準は約15分です。

働く人に睡眠潜時を尋ねると、「いつ眠ったか覚えていない」、「一瞬で寝つく」、「5分も眠れないことはまれ」などという答えが多いです。寝つきがよいのは健康の証だと思って堂々と答えてくださいますが、5分未満で寝落ちするのは、確実に睡眠負債のサインです。

反復睡眠潜時検査（Multiple Sleep Latency Test: MSLT）は、日中の眠気の客観的な評価法で、これまで紹介した終夜睡眠ポリグラフィー検査の手法を用いて、充分な睡眠のあとの日中に2時間間隔で臥床して、4回以上の睡眠潜時を測定します。

反復睡眠潜時検査は、入眠時REM睡眠の検出にも有用で、ナルコレプシーや特発性過眠症などの睡眠障害の診断や治療効果の判定などに重要です。健常成人の通常睡眠の平均睡眠潜時が約15分ですから、検査上の睡眠潜時結果が10分以上15分未満で軽度、5分以上10分未満で中等度、5分未満で重度の眠気と評価します。

反復睡眠潜時検査は日中に行います。睡眠負債がなく、連続覚醒時間が10時間未満にもかかわらず、15分以内に眠ってしまう場合は有所見で、特発性過眠症などの睡眠障害が疑われます。15分以内にREM睡眠が出現した際は、入眠時REM睡眠と評価され、ナルコレプシーなどの睡眠障害が疑われます。

さて、皆様は日中、寝心地のよいベッドに横たわって目を閉じて、じっとして15分間、眠らずにいられそうですか？

自覚的な眠気を測定する臨床質問紙である「エプワース眠気尺度（ESS：Epworth Sleepiness Scale）」の中には、「午後に、横になって休息を取っているとき、眠くなりますか？」という

質問があります。横になって目を閉じて休んでいれば眠くなるのは当然ですが、眠くなるのと眠ってしまうのは大違いです。

寝心地のよいベッドどころか、日本の通勤電車の中で反復睡眠潜時検査をやったら、全員イチコロで重度の過眠症と診断されてしまいそうです。

電車の中で眠ってしまうのは睡眠不足のせいだと思いますが、治療の必要な疾病と同じ検査結果が出るほどの状態が健康上、好ましくないことは、想像できるでしょう。

周りの人々があまりに寝落ちするので、20分くらい寝つけない状態で、不眠を訴える方もいます。20分程度の睡眠潜時は心配いりませんし、たとえ30分以上寝つけなかったとしても、それが毎日で苦しい、困る、辛いというわけでなければ、気にしないでください。きっと翌日は、よく眠れます。

黄金の90分

睡眠の開始から、どんどん副交感神経が優位になり、脳の電気活動はどんどん穏やかになり、体の力も抜けて、最も深いNREM睡眠、N3に至ります。1日で最初のN3は最も長く、N3にしかできない仕事の大部分を片づけます。眠気の解消や疲労感の回復など、一般的に睡眠に期待される仕事の大部分が、最初のN3に行われます。そのため、最初のN3以降に覚醒すると、眠気の大部分が解消されていますので、睡眠が完了していると誤解されることがあります。この誤解がショートスリーパー神話を生んでしまったのでしょう。

最初のN3の間は、覚醒中、否応なく、とめどなく入ってく

るインプットから遮断されるだけでなく、脳の電気活動がゼロに近い状態なので、それらの情報についての評価も行いません。私たちは意図して、すなわち脳を活動させて、何かをわざと忘れたり、考えないようにしたり、特定の情報をインプットしないようにしたりはできませんが、N3の脳は動いていないので、じつに何も受け取らず、何も考えません。

　静かなN3の頭蓋内では、1日分の有象無象のインプットやアウトプットの情報が棚卸しされて、活動中にはできない脳内の大掃除（グリンパティック・システム）、成長ホルモンやメラトニンなどのアンチエイジングホルモンの分泌などが、自動的に行われています。脳下垂体から分泌される成長ホルモンは発達期に骨格形成を促し、成長期に身長を伸ばすだけでなく、免疫機能を促進し、ストレスを解消し、ホルモンバランスの調整をするアンチエイジングホルモンの筆頭です。脳や身体の疲労を回復し、あらゆる細胞を修復します。

　覚醒から睡眠に移行してすぐに発現する1日で最初の、そして最長のN3が、大部分の眠気の解消や疲労感の回復を済ますと、脳の活動は少しずつ覚醒に近づき、NREM睡眠は浅くなり、最初のREM睡眠につながります。ベッドに入ってから睡眠に至るまでの時間を睡眠潜時、就床から最初のREM睡眠までの時間をREM睡眠潜時といいます。

　最初のREM睡眠が完了するまでが睡眠のウルトラディアンリズムの1サイクルで、睡眠中はこのようにNREM睡眠からREM睡眠のサイクルを繰り返します。

　最初の1サイクルに最も長くて重要なN3が含まれているた

めに、寝ついてからの90分を「黄金の90分」と呼ぶことがあります。

黄金の90分には、眠気や疲労の解消だけでなく、睡眠開始の合図という重大な役割があります。そのため睡眠障害や薬物の影響により最初のサイクルに充分なN3が発現しないと、その後の睡眠シークエンスが乱れて、覚醒の質が悪くなり、健康に影響を及ぼします。就寝前のアルコール摂取や睡眠薬の服用、心理的な緊張や睡眠時無呼吸症候群などは、N3の発現や継続を邪魔します。また、昼寝や居眠りでN3まで深く眠ってしまうと、それが睡眠開始の合図と誤解されて、夜の睡眠を狂わせることがあります。

最初のREM睡眠は最も短く、三度目の最も浅いNREM睡眠から2サイクル目がはじまると、NREM睡眠はじわじわと深くなり、また浅くなってREM睡眠に戻り、二度目のREM睡眠の終了で2サイクル目の完了です。起床まで、この睡眠のウルトラディアンリズムのサイクルが反復しますが、N3が発現するのはせいぜい2サイクル目までです。REM睡眠とNREM睡眠は交互に現れ、NREM睡眠は徐々に浅く短く、REM睡眠は徐々に長くなり、全体として2〜3割がREM睡眠、7〜8割がNREM睡眠に当てられます。

22時から翌朝2時までがお肌のゴールデンタイムだという説があります。22時から6時まで健康な睡眠をする場合には、前半の22時から2時にN3が集中しますから、このような都市伝説が囁かれるようになったのでしょう。

睡眠のウルトラディアンリズムのコントロールには、視交叉

第3章　睡眠の構成

上核の主な神経投射先であり、さまざまなホルモンを産生する神経細胞が存在している室傍核と傍室傍核領域が関与していて、さらにこの脳部位はほかの脳領域へと投射して、自律神経系の中枢領域へと情報を伝えていると推察されています。

理想的な睡眠の構成として、以下の3点を覚えてください。

1）N3の合計時間が長い

ただし、睡眠の後半にN3が現れている場合は、別の注意が必要です。前半にのみ現れていて、その合計時間が長い場合が好ましいです。

2）REM睡眠の合計時間が長い

REM睡眠は後半にかけて、だんだんとその時間が長くなる性質があります。就床後、15分以内に現れるREM睡眠は睡眠障害の症状の場合があります。

3）睡眠のウルトラディアンリズムのサイクル数が多い

サイクル数が多ければ、REM睡眠の発現回数が増えるので、前項のREM睡眠の合計時間の長さにもつながります。

以上3つのチェック項目をクリアするために、絶対に必要なのが充分な臥床時間です。

睡眠の良し悪しをその構成で見た場合にも、結論は、「とにかく、たくさん、寝ること」です。

究極の脳内デトックス

ボケと睡眠

睡眠は成長や発達、自己実現や社会貢献など、3つのLIFEのウェルビーイングに大きな影響を与えます。

睡眠時間を確保するという健康行動の投資価値は無限大です。

生活習慣は年齢とともに変化し、睡眠も例外ではありません。変化はしますが、人生を通していかなるときも睡眠は本質的です。

人生の大半を占める労働年齢にある皆様に、最もお勧めの健康投資が、睡眠時間の確保です。「とにかく、たくさん、寝ること」です。

最も深いNREM睡眠であるN3は電気活動がほとんどなくなる特別な状態で、N3の脳内では生きている間、ほかの状態では起こらない特別なイベントがたくさん起こります。

そのひとつがグリンパティック・システムです。グリンパティック・システムは人体で最も有効なボケ防止機構です。

睡眠不足で即死することはありませんが、少しずつ寿命が短縮して、老化が進みます。とはいえエビデンスになじまない皆様にとっては、どうもリアリティがないというのが正直なところでしょう。睡眠不足がボケを進めるというのも、皆様にはピンとこない、自分ごとにしにくい話題かもしれません。ところが睡眠不足の脳は、すでに認知症の脳とほとんど同じ状態に

第3章 睡眠の構成

なっています。

 ボヤなら消せる火種も、燃え盛ると鎮火できません。同様にあらゆる疾病も老化も、診断されてから、自覚症状が出てから、生活に支障が出てから、高度な専門性を要求される高額で難しい治療を受けるより、第一に予防に努めて発症させないことが最も安価で身体への影響は少ないです。第二に早期発見、早期治療するほうが治癒や増悪防止が容易で、投資価値が高いのです。時間をかけて燃え広がった火を鎮火させるのには、時間もお金もかかります。

 さて、「ボケ」とは、どんな状態でしょうか。

 2004年、厚生労働省は、一般的な用語や行政用語としての「痴呆」という用語は、「侮蔑的な表現」であるため、早期発見・早期診断などの取り組みの支障になっているとして、「痴呆症」を「認知症」に変更しました。同時期に、「ボケ老人」や「老人ボケ」という表現も嫌われるようになりました。
「症」という表現だと、一般的な用語というより病名、疾患名、診断名みたいですが、「早期発見・早期診断」を目指して改名したということは、むしろ一般的な用語ではなく、病気であるから受診しろという啓発だったのでしょう。
「健忘症」は忘れやすい状態、「高血圧症」は血圧の高い状態だとすると、認知機能の低下を示すなら、「失認知症」とか、「認知障害症」とか、「低認知症」とかが望ましい気がしますが、今度は「失」や「障害」がNGなのか、軽度認知障害を経て認知症になるという謎の現象が起きています。「失」や「障害」はNGだけど、「症」はOKっていう行政的境界を私はよく理解で

きませんが、そんなわけで、「老人ボケ」なんて言葉は、差別の極みのように嫌われるようになって久しいですね。

　認知症はれっきとしたレセプト病名であり、ICD-11（国際疾病分類第11版）では「通常、慢性あるいは進行性の脳疾患によって生じ、記憶、実行機能、注意、言語、社会的認知および判断、精神運動速度、視覚認知または視空間認知のうち二つ以上が以前のレベルから低下し、日常生活に支障をきたしている後天的な症候群」と定義されています。

　日本の実臨床では、家族や医師の証言と定量的な臨床検査結果によって、世の中一般ではなく、一度は正常な発達を遂げた当の本人の以前の状態より、明らかに認知が低下していること、そのせいで、最低限の日常生活の自立を阻害していること、それが特別の状態のときだけではないこと、そして、ほかの疾患の症状としての説明がつかないことの４項目全部揃った場合に「認知症」と診断することが多いです。

　病名がついて医療によって解決できる課題は積極的に医療によって解決するのがオトクですが、ここで私が話題にしたいのは、働く人にとってのウェルビーイング不全、つまり生産性ロスの状態としての「ボケ状態」です。認知機能の低下によるプレゼンティーイズムと表現してもいいでしょう。

「ほかの疾患の症状としての説明がつかない」場合は認知症ですが、皆様の疾患は「睡眠不足症候群」です。ICD-11では、ICD-10で神経系疾患と精神・行動障害に分かれていた睡眠・覚醒障害がひとつの章として独立し、睡眠不足症候群という病名がはっきりと記載されました。

第3章　睡眠の構成

睡眠負債脳はゴミ屋敷

　さて、時差ボケ、正月ボケ、休みボケ、色ボケ、寝ぼけなどなど、ボケにはいろいろありますので、ボケたことのない人なんて、いないのではないでしょうか？

　漫才の「ボケ」は故意のボケで、演目上、おもしろいボケを演じています。わざとボケるのは、笑いに通じる人生のスパイスになることがありますね。本当にボケていたら、とてもボケられません。

　働く人にとって睡眠不足は、ボケの最大原因です。

　百歩譲って、「俺は1日4時間睡眠でOKのハイパフォーマンス・ショートスリーパーだぜ」であっても、睡眠時間が1日2時間になると、パフォーマンスは落ちますよね。まあ、4時間で大丈夫だと勘違いしている自称ショートスリーパーは、睡眠負債の症状である睡眠負債ボケが日常なので、2時間睡眠でも自覚できないかもしれません。いわゆる、酔っていないと言い張る酔っぱらいおじさんと同レベルです。

　それ、睡眠負債ボケですよ!!

　最近、「脳疲労」という表現をよく耳にします。ご想像の通り、医学部では習いません。メディアの脳疲労の説明によると、どうやら一般的な疲労による認知機能の低下を意味するようですから、脳疲労であろうと筋肉疲労であろうと、対策は睡眠に尽きます。

　覚醒中、難しい仕事を処理しているときには、脳が活動していることを疑う人はいないでしょうが、まったり動画を見てい

ても、電車に乗っていても、脳は常に動いています。また、睡眠薬は脳の鎮静を司る部分の働きを強める薬ですから、やはり脳の活動は増えます。動き続ける脳のエネルギー源は酸素とブドウ糖で、当然、エネルギー代謝という生命活動の結果として老廃物が発生します。脳はタンパクでできていて、古くなったタンパクを1日に7gずつくらい新鮮なものに入れ替えています。この脳のタンパク代謝が乱れると、認知機能に影響します。摂取や排泄、睡眠など、原始的な生命活動の不足や過剰は、ウェルビーイングを脅かします。

脳の活動で発生した老廃物を脳から除去する作業であるグリンパティック・システムは、N3にしか働きません。つまり、睡眠不足は脳をゴミ屋敷にしてしまうのです。脳の中がゴミ屋敷だったら、いかにも生産性が下がりそうですよね。

アミロイドβとアルツハイマー型認知症の関係は有名です。1906年のアルツハイマー型認知症の発見以来、研究が進み、1990年代のはじめにはアミロイドβがアルツハイマー型認知症の原因であるという「アミロイドβ仮説」が主流になりました。アルツハイマー型認知症患者の脳の特徴として、正常より大量のアミロイドβというタンパクが蓄積しており、アルツハイマー型認知症が増悪すればアミロイドβの蓄積量が増え、軽快すれば減るというように病勢を反映します。しかしアミロイドβを攻撃して排除するような薬では重篤な副作用が出てしまうため、診療上は、脳内蓄積アミロイドβを治療効果の判定尺度としてしか用いることができませんでした。現在も世界で治療薬の開発が進んでいますが、2023年に抗アミロイドβ抗体薬

であるレカネマブが、国内ではじめて保険収載されました。

　アミロイドβは日常の生命活動で生じる生活ゴミのようなもので、特殊な遺伝子によってアミロイドβが蓄積しやすい場合を除き、きちんと掃除して日常的にゴミを捨てていれば、生活に影響を与えるほど溜まるものではありません。つまり、画像上、アミロイドβが溜まっている状態は脳の掃除不足を反映していて、アミロイドβだけが溜まっているのではなく、脳全体が散らかっている状態を示唆します。アミロイドPETで可視化できるアミロイドβは、「脳の散らかり度」を測定する指標として、すごく優秀なマーカーです。とはいえ、アミロイドβだけを片づけてもダメで、脳全体を清潔にしておかなければいけないということです。

　その大切な脳の掃除は、睡眠中、しかもN3にのみ行われます。

脳の掃除環境の整備

　睡眠がはじまるとき、自律神経は副交感神経優位になり、ストレスホルモンであるノルエピネフリンの血中濃度が下がり、脳の電気活動はどんどん減弱し、N3では生きていないときと同じくらい脳が電気活動をやめてしまいます。脳の大掃除は、このN3でだけ行われます。そのため、脳の清潔度は睡眠の長さと構成に依存します。

　実際にたった一晩の徹夜で、アミロイドβは海馬、海馬傍回、視床に定着します。これらの部位は、記憶や摂食におおいに関連します。これは私見ですが、徹夜すると認知機能が低下

して、理性が枯渇し、性欲や食欲が増す傾向があるのは、ボケと同様、ゴミ屋敷の問題なのではないかと疑っています。

　脳の掃除・洗浄・部品交換（新品充塡）を担当する脳脊髄液の覚醒中の主な役割は、「脳実質の物理的な保護」です。胎児が羊水に守られるように、脳実質は脳脊髄液に守られています。私たちの大事な中枢神経である脳と脊髄は、非常にやわらかい組織です。まず外側は頭蓋骨や椎骨の硬い骨で囲まれて、次に硬膜、くも膜という繊細な膜で覆われた上、その膜の内側の空間に充塡されている脳脊髄液の中に、脳と脊髄がタツノオトシゴのようにプカプカ浮かんでいます。外界からの刺激を、まずは硬い骨がブロックし、次に衝撃を脳脊髄液が緩衝します。

　これも私見ですが、安全な寝室で睡眠しているときには、脳脊髄液は物理的に脳実質を保護する警備・防衛の手が空くので、集中して副業である清掃員としての仕事ができるのでしょう。当然、電車の中で頭をぐわんぐわんと振り回して眠っているときには、保護の仕事で手一杯ですから、掃除なんてできません。肉体が活動しているときと同様、ニューロン（神経細胞）がバリバリと電気活動している横でも掃除はしにくいですよね。オフィスの清掃も、就業時間外の夜間、早朝に行われます。

　N3の間に、脳脊髄液やアストロサイトが脳の掃除をするのは科学的に明らかですが、私たちができることは、脳脊髄液やアストロサイトが掃除をしやすい職場環境を形成することです。

　その環境とは、睡眠開始の合図で、1日で最初のN3をできるだけしっかり確保することです。睡眠には一夜のシークエンスが重要で、N3は前半に発現し、REM睡眠は後半が優位です

が、睡眠不足が続いていると、後半にREM睡眠が充分に発現できていません。そのため、最初のN3のあとでしか発現できないREM睡眠が早く発現したくて、N3を短くしてしまうリスクがあります。また、睡眠呼吸障害や精神的な不安定、薬物の影響などにより、睡眠が深まるのが妨げられると、N3は発現しづらく、発現しても分断し、細切れになり、合計時間は短縮し、充分な掃除環境にはなりません。N3を短縮するような誤った睡眠スタイルを習慣にするのは、非常に危険です。

実際に睡眠時無呼吸症候群の治療によって、脳に蓄積するアミロイドβが顕著に減少することがわかっています。

脳内の老廃物は脳の機能を障害しますが、治療や生活習慣の改善で適切な睡眠を取ると、一度汚れてしまった脳を再び、きれいに片づいた状態に復活させることができるのです。

アストロサイトと脳脊髄液

脳以外の場所の老廃物は、体液の移動に伴ってリンパ管に流入し、最終的には静脈系へ移動して、二酸化炭素と一緒に血流に乗って片づけてもらいます。一方、脳実質にはリンパ流がなく、毛細血管の周囲の空間には脳脊髄液があります。

動脈の拍動や、くも膜下腔の内圧などの力によって、脳脊髄液はくも膜下腔から血管周囲腔(脳脊髄の動脈・静脈・毛細血管壁と、脳の細胞の大部分を占めるグリア細胞の一種であるアストロサイトの樹状突起で形成される壁構造に囲まれた空間)に流入します。

アストロサイトはアクアポリンというポンプを用いて、自ら

縮んで作った隙間に、電解質組成など化学的な変化で一時的に強力洗浄剤と化した脳脊髄液を、通常の拡散の1,000倍のスピードで循環させて、脳をジャバジャバ洗います。

まさに、究極の脳内デトックスです。

これこそ文字通り洗脳ですが、巷のスピリチュアルな洗脳とは異なり、自家洗脳であるグリンパティック・システムには脳の健康、すなわち生産性を高める効果があります。

睡眠負債やアルツハイマー型認知症の脳に、アミロイドβが蓄積することはよく知られていますが、本来排出されるべき老廃物が蓄積してしまうことで認知機能が低下するという機序は、非常に納得できるものです。

脳で活躍する代表的エリートといえば、活動電位をビリビリ発するニューロンです。10倍以上の細胞数のグリア細胞や脳脊髄液は、長い間、支持とか保護とかの物理的で地味な作業しかしていないと科学界では馬鹿にされてきました。

ところが20世紀後半から、グリア細胞のすごいスキルにどんどん注目が集まってきました。

グリア細胞は、ニューロンの生存や発達機能発現のための脳内環境の維持と代謝的支援を行っています。ニューロンが電気活動を行うプレイヤーなら、いわばアストロサイトはマネージャーです。

脳内に入る血液は、血液脳関門（BBB：Blood-Brain Barrier）という関所をくぐらなければならず、その関門は単純拡散では脂溶性の物質しか通れません。だから、脳内を流れる血液と、脳以外を流れる血液は、成分が異なります。

この関門を守っているのもアストロサイトです。
　脳内の掃除だけでなく、そもそも入場制限をきっちり行って、脳内環境が荒れないような管理をしています。
　脳科学の世界では軽んじられてきたグリア細胞ですが、企業でプレイヤーよりマネージャーが優遇されているように、私は、人体も各組織の構造を維持するマネジメント層が見直されるべきだと思います。そして、人体のマネジメント層に注目したほうが、生活習慣のマネジメントもしやすいはずです。
　無口なアストロサイトは電位は発しませんが、シナプス伝達効率や局所脳血流の制御、脳の掃除という、脳機能にとって本質的な役割を果たしています。
　2012年、ロチェスター大学メディカルセンターのMaiken Nedergaard先生は、このシステムを、リンパ系とグリア細胞をかけ合わせて、ややダジャレ風に「グリンパティック・システム（Glymphatic System）」と命名しました。裏方アストロサイトに、光が当たりました。今後、この功績によるノーベル賞受賞が期待されます。
　グリンパティック・システムは、数ある生命の神秘の中でも私の大好きな発見のひとつです。

インプットの保存

インプットは選べない

　私たちは、覚醒中、ありとあらゆるインプットを拒めません。

特に、衝撃的な音や野蛮な映像の報道など、ネガティブかつイレギュラーな刺激は人の心身に強い影響を与えます。心身社会的な健康であるBPSヘルスにおいて、この「イレギュラー」はひとつのキーワードで、事故や事件、不調の背景には、必ずイレギュラーな何かが含まれています。

健康管理も安全管理も組織管理も、私はイレギュラーに注目して進めます。できるだけイレギュラーのない生活習慣こそ健康への近道です。

「ホームズとレイのストレス尺度」では、「昇進」や「結婚」、「クリスマス」など、すごく待ち遠しくてワクワクするようなイレギュラーなイベントも、心身にストレスを与えるイベントとして取り上げられています。

ましてや、自分はもちろん他人でも、誰かが傷ついたり苦しんだりするという、心理的負担が大きいイレギュラーなインプットは、激しいストレス要因です。見知らぬ国の戦争や災害の映像でも辛いですが、知っている場所や知っている人だとなおさら、自分を含めて近ければ近いほどもっと、きついですね。

ある責任感の強い管理職の方は、長期無断欠勤をしている部下の家を訪ねて、その部下が亡くなっているのを見つけてしまいました。イレギュラーすぎる事件でしたが、当人は、自分が激しいストレスに見舞われていることを認めることすらできず、苦しんでいました。彼は、気の毒なのは部下であって自分ではないのに、ショックを受けてしまう自分が弱いと考えた上、部下を事前に救えなかったことで自分を責めていて、自分自身の変化については、口に出すのが恥ずかしいことだと考えていま

した。たまたま私が過重労働面談で不自然さに気づき、そのエピソードを知り、専門医療機関につなぐことができましたが、そんな異常事態で不眠に悩まされる中、月に100時間以上の時間外労働をしていたのですから、恐ろしいことです。

現代社会に生きていると、情報にアクセスすることより距離を置くほうが難しいので、知りたくないこと、忘れたいことをインプットしてしまう機会が多いです。真面目な人ほど、他者の情報に傷ついてしまう自分を隠してしまいます。先ほどの例は極端ですが、当事者はもっと辛いのだから、自分は我慢をして当然だと考えてしまいます。反対に、強く権利を主張するようなクレームの声は大きく、耳に残るので、遭遇すると全く関係がなくても、心は疲弊します。

いじめのある職場では、いじめのない職場に比べて、いじめに直接関係のない人を含めて、職場の全員にメンタルヘルス不調が起こりやすいことがわかっています。直接争いに巻き込まれないように気をつけていても、凶暴な情報を完全に遮断することはできません。

もちろん、生きていると、一生忘れたくないこと、ずっと大切にしたいこと、仕事や学業の上であえて覚えておかなければならないこともたくさんあります。

できれば、気持ちがざわつくような情報は知覚しないで、自分の生活に役に立ち、心がほんわりと温かく、よい気分になるような情報だけをインプットしたいものですが、残念ながら、インプットの段階で自由に取捨選択することは、生物学的にはできません。

たとえばインターネットのフィルタリングで子どもから有害サイトを遠ざけるとか、テレビ番組などで凄惨な場面や喫煙、飲酒などのシーンを制限するような工夫は可能ですが、脳へのインプットは選別できません。
　インプットを選別することはできませんが、セルフフィルタリングの一環として、あなたにとって好ましくない情報源に近づかないようにする努力は、あなたを守ります。ほかの人は平気なのに、自分だけ気にしすぎだと思っても、耐えているうちに慣れて気にならなくなることはありません。あなたが不快なら、その情報源からのインプットは、避けたほうがいいのです。訓練では変わりません。それだけあなたが繊細で、想像力が豊かで、敏感だというすばらしい個性なのですから、わざわざ鈍感になろうとしないで情報源を避けてください。不快なインプットは人によって多様です。自力で逃げるのが最適な手段です。
　考えすぎ、たいしたことない、そのうち慣れる、私だって昔は……といろいろなことを助言してくれる外野がいます。心からあなたのためを思って助言してくれているのですが、あなたがいかに傷ついているかは、誰にもわかりません。自分にとってきつい環境からは、第一に脱出を試みましょう。慣れることはありえません。
　心がぐったりしている相手に対して、気分転換や趣味への没頭、リラクゼーションが足りていないからだとか、苦手な相手なんていない、人類みな兄弟、心を割ってコミュニケーションを取ればきっとわかり合えるとかいう論調は、根性論と同じだと私は思います。「心頭滅却すれば火もまた涼し」と、昭和の

小学生時代に教師から指導されましたが、命に関わる熱中症ややけどの前で、なんの防御にもなりません。心頭滅却しても熱いものは熱いし、熱いと思わなくたってやけどはします。負ったやけどは、根性で元には戻りません。絶対に熱中症ややけどを避ける暮らしをしたほうがいいです。

海馬は一時ストレージ

　ICD-11によると認知機能とは、「記憶、実行機能、注意、言語、社会的認知および判断、精神運動速度、視覚認知または視空間認知」であり、そのまま「生産性」の定義として成り立ちます。日常の認知機能を保つために睡眠は本質的な生命活動なのですが、この認知機能を生産性と言い換えることができます。

　睡眠の生命活動上の意味のひとつは、「日常の認知機能を保つため」です。

　心身の脆弱性にかかわらず、誰でも等しく生命活動により疲労し、ストレスは蓄積します。生命活動の結果、溜まった老廃物を排泄しなければ生命活動の能力が下がります。蓄積した疲労を回復し、ストレスを解消し、生産性を保つには、睡眠しかありません。

　私たちは覚醒中、意図的にというよりはむしろほとんどが無意識に、さまざまな情報をインプットします。インプットする情報は選べません。

　生産性が高い状態は、このさまざまなインプットが頭の中で優先順位に応じて記憶として整理されて、不要なときには思考の邪魔をせず、必要なときには瞬時に手元に過不足なく揃えら

れる状態です。

　ところが、どうでもいいことをいつまでも覚えていたり、大事なことを忘れてしまったりするものです。都合よく、覚えておくべきことだけ覚えられて、忘れたいことはスパッと捨てられたらいいなあと思いますよね。忘れたい嫌な記憶ばかりが肝心なときに思い出されて、なんだか気分が落ち込んでしまったり、ある場所に何かをしようと思って行ったのに、何しに来たか忘れてしまったり、頭の中で顔はしっかり浮かんでいるのに名前が思い出せなかったり、そんな経験は誰にでもよくあります。

　反対に夢の中では、何十年前の子ども時代の同級生の名前をスラスラ言えることはあっても、大事な言葉が思い出せないような場面は稀です。隣の相手が急に別人になっても、空を飛べても、夢の中の私は平気で受け入れます。

　覚醒中、絶え間なく浴びせられる激しいインプットの数々を適切に分別して、必要なときにいつでも取り出せるようにわかりやすく保存するのが、睡眠の役割です。

　睡眠による認知機能、生産性の維持は、概日リズム（サーカディアンリズム）という１日単位の体内時計でマネジメントされています。

　私たちはインプットを選別することはできないので、１日分の有象無象のインプットとそのインプットに対する反射的な評価や反応を、「本日のインプット」という一時ストレージに格納します。覚醒中のありとあらゆる情報をインプットするかしないかの取捨選択をすることはできなくて、覚醒中のインプッ

トは絶え間なく、一時ストレージである海馬に集められます。「海馬が記憶に関係する」というのも、よく聞くフレーズですよね。インプットのときに、反射的な評価として「重要」なんて名前をつけたフォルダを作って仕事をした気になってしまいますが、私たちが覚醒中に作成するフォルダには、あまり意味がありません。

　海馬に集められた１日分のインプットを、取捨選択して適切なフォルダに記憶として保存するという作業は、睡眠中にしか行われません。

　一連の睡眠シークエンスの間に、脳は覚醒中に集めた情報を整理し、翌日のために一時ストレージを空にしておくのです。前日のインプットが片づかないまま、一時ストレージに空き容量のない状態が、「朝、目覚めたときに疲れが取れていない」という状態なのです。

　睡眠不足の朝は、どうも頭がスッキリしないものですが、それもそのはずです。クリアされていない一時ストレージを抱えたままの、掃除不足で汚れた脳がスッキリしているはずがありません。

棚卸しはN3

　睡眠にはREM睡眠とNREM睡眠があり、NREM睡眠には深さの段階がありますが、フェーズごとに記憶の定着に関わる役割があります。

　グリンパティック・システムで大掃除が行われる１日で最初のN3では、１日分のインプットの棚卸しが行われます。N3の

脳は電気的活動をしません。インプットの内容を評価することなく、ただ広大な場所に一時ストレージ内のファイルを並べるようなイメージですね。

脳はインプットを選別できないのと同時に、反射的な評価をコントロールすることもできません。知覚した物事に対しては、何らかの反応をしてしまいます。そのたびに電気活動が行われ、その結果、老廃物が出ます。アンガーマネジメントの6秒は、反射的な評価を上書きするための時間です。

常に受け取り、評価する作業を続けていたニューロンにとって、N3は最高のリラックスタイムです。その間、グリア細胞たちは脳脊髄液で大掃除をしています。

覚醒中のインプットのこまめな荷降ろしとN3の棚卸しの大きな違いは、N3を含む睡眠中は、一切インプットをしないことです。覚醒中のインプットをコントロールする方法はありませんが、インプットを遮断する伝家の宝刀が睡眠です。

新しい積み荷が届かない状況で海馬いっぱいの荷物を一通り並べて、本日のインプットを確認します。運搬作業はなく、インプットを海馬で開梱し、ファイルを整理して、今後の作業計画を練っている時間です。一時ストレージ内のフォルダの中身をすべて並べます。

N3の脳は、その電気的な活動を最小限にして休息しているので、インプットもなければ、適切な場所への保存もしません。その間にグリア細胞はその身を40％も縮めて間隙を作って、グリンパティック・システムで脳の構造を洗います。

充分量の最初のN3によって、海馬の一時ストレージは空に

なるので、ショートスリーパーの寝起きはスッキリしていますが、インプットはぶちまけられたまま、どこにも保存されていません。一時ストレージがクリアされていない状況よりは生産性が高いとはいえ、睡眠の仕事は完了していません。

　個性の範囲内で海馬の容量が小さいとか、インプットの量が大きいとかで、1日分のインプットが保存しきれないことはありませんが、前日までのインプットが片づいていないと、容量不足による保存失敗や上書き、文字化けなどのバグが起こります。これが認知機能、すなわち生産性が低下した状態です。

　正常な認知機能には、充分な睡眠時間が必要ですから、毎日1回、しっかり8時間以上、規則的に睡眠を取っている人のインプットは上書きされません。どうもインプットを記憶として定着させられないなと感じる方は、ぜひ、8時間×5日間臥床チャレンジをしてから、資格試験に必要な暗記をしてみてください。

　N2、N1の浅いNREM睡眠では、それぞれのファイルのクラウド保存と海馬の清掃が行われます。利用する可能性が低いファイルは「その他」のラベルでアーカイブして、大切なファイルは忘れないように、また、取り出しやすいように適切なラベルで記憶します。嫌な記憶は鍵をかけて閉じ込め、思い出さないようにします。記憶ファイルの性質に合わせたラベルで、重要度や使用頻度に応じて管理します。ファイルが記憶フォルダ内に保存されるたびに、海馬はきれいになっていき、翌日のインプットを保存するスペースを復活させます。実際に、たった1日の徹夜でも、海馬傍回にはアミロイドβが沈着します。

　大切な情報はインプットするだけでは不充分で、睡眠を挟ん

ではじめて、必要に応じて取り出せる記憶として整理されます。その上、REM睡眠は学習内容の不備を補い、パワーアップさせます。講義の内容を試験する場合、睡眠を挟んでからのほうが高得点になることがわかっています。試験の前に徹夜をするのは、非常に愚かです。

信じて眠れば夢は叶う

REM睡眠は、クラウドに保存したインプット情報をもとにクリエイティブな作業を行う時間で、脳の電気活動は非常に活発です。

運動や楽器演奏など、習得した運動動作や技術を体で記憶するのもREM睡眠の間です。

たとえばピアノ演奏で、前日にいくら練習しても間違えていた箇所を、睡眠を挟んだ翌日に、すんなりうまく弾けてしまったというような経験が誰にでもあるでしょう。脳は、私たちの身体をコントロールして、昨日できなかったことを今日、実現させてくれます。脳が身体の各所に実現のための新たな指令を出すにあたり、完成型のイメージが必要です。そのためインプットの記憶としての分別が終了したあと、脳はREM睡眠の覚醒時以上の電気活動をふんだんに、ある意味メチャクチャに使って、かなりオーバーな完成のイメージ映像を作り上げるのです。夢の中では辻褄の合わない点が気にならないし、破天荒に空を飛ぶこともできます。自ら作製した映像を実現するための指令を出せるのが脳です。成功する姿をしっかり想像して睡眠を挟めば、できなかったことができるようになります。私た

第3章　睡眠の構成

ちの脳は、誰かのマネをしたり、一度できたことを再現したりするのが得意な一方で、イメージできていない動きを体現するのは難しいです。知らないことはできないのです。

　体操の内村航平選手は、世界ではじめての技を何度も成功させていますが、そのような技ははじめて挑戦する前にまず、成功する夢を見るのだそうです。世界初の技ですから、模範となる選手がいないため、夢で自分にやらせるしかないのです。

　そんなふうに世界初の偉業を成し遂げる人たちは、まず想像し、ひたすら努力し、しっかり睡眠を挟んで、奇跡を起こすのです。

　信じて眠れば、夢は叶うのです。

　睡眠中に見る不思議な世界と将来の目標像を、同じ「夢」と表現するのもおもしろいですね。

　じつに脳は、信じた夢、見た夢を、叶えてくれるのです。

　なりたい自分をイメージしたからといって、夢が叶うとは限りませんが、イメージしない限りは、絶対に体現できません。

　ほかにも、ビートルズの名曲『イエスタデイ』がポール・マッカートニー氏の夢の中で誕生したのは有名なエピソードです。彼は、夢で確かに聞いた名曲を、「これ、なんの曲だっけ？　知ってる??」と周囲に聞いて回ったそうですが、誰も知らないので、自分が作った曲だと納得したそうです。

　Googleの創業のアイデアは、共同創業者であるラリー・ペイジ氏がREM睡眠中にひらめいたそうです。同じGoogleの元CEO、エリック・シュミット氏は、毎晩8時間半の睡眠を取るそうです。パイロット免許を持つ彼は、疲労の危険性を熟知し

ているのでしょう。

　N3が睡眠の前半にのみ発現し、REM睡眠が睡眠の後半にその割合を増やすのも、それぞれの役割を知れば、すんなり納得がいきます。

　私は、このシステムについて理解してから、さらに睡眠時間を延ばして、睡眠終盤のREM睡眠でどんどん仕事を片づけるようにしています。講演や打ち合わせは、夢で何度もリハーサルします。REM睡眠中に思いついたアイデアを二度寝で忘れてしまうことも多いのですが、それは不要なアイデアだったのだと思うことにしています。不思議なことに、本当に大事な内容は、翌日しっかり覚えていて、ばっちり実現できます。

　近年、REM睡眠の合計時間が長いほど全死因死亡率が減るというエビデンスのほか、REM睡眠のさまざまな健康効果や、REM睡眠とNREM睡眠の切り替え機構に関するエビデンスがどんどん登場しています。

　私たちは覚醒中のインプットの質と量にばかり注目してしまいますが、何をどれだけインプットするかを選別することはできません。インプットに躍起になるより、睡眠を利用して、インプットを取捨選択し、賢く保存して適材適所で取り出せるようにしたり、夢を利用して夢を叶えようとしたりするほうが、ずっと投資価値が高いのです。睡眠は、最高の自分磨きです。

第4章
睡眠のリズム

2つの時計と概日リズム睡眠障害

体内時計と社会の時計

　覚醒の質を高める睡眠の第三の要素は、睡眠のリズムです。

　REM睡眠の発見から、わずか70年あまり、睡眠については、いまだに多くが謎に包まれています。

　そのためか睡眠の定義としてズバリこれ、というものはありませんが、人間の睡眠は「活動性の消失、特徴的な姿勢、迅速な覚醒、反応性閾値の上昇、概日リズムによる調節、恒常性のリバウンド」の6項目で定義されることが多いです。

　睡眠中は臥床して（特徴的な姿勢）、じっと動かず（活動性の消失）、刺激に対する反応が鈍い（反応性閾値の上昇）のは、すんなり納得できるとしても、自分の寝起きを思うと、「迅速な覚醒」に疑問符がつく方もいるでしょう。これは目覚めのよさではなく、睡眠か覚醒かという2つの状態の可逆のスイッチ機構を表しています。睡眠と覚醒の間に挟まるグレーゾーンは無いという意味です。寝ぼけているかどうかは関係なく、寝ぼけているときはもう覚醒しているので、睡眠と覚醒は、スイッチのオンオフのように確実にどちらかに移行するのです。

　覚醒中の活動により、眠気物質が蓄積し、ししおどしのように睡眠に移行する機構が恒常性のリバウンドです。

　私は、生命活動としての睡眠の特徴を、「意識がないけど起こせば起きる」という【可逆性】と、「1日に1回という頻度

第4章　睡眠のリズム

や、ある程度の長さなどのリズムに関するプログラムが決まっている」という【周期性】で、簡単に説明しています。

　6項目の定義と照らし合わせると、【可逆性】は「活動性の消失」から「反応性閾値の上昇」に、【周期性】は「概日リズムによる調節」と「恒常性のリバウンド」に対応しています。

　起こしても起きない不可逆な意識の消失を医学的には「昏睡」と呼び、睡眠と区別します。昏睡か睡眠かは、起こしてみて区別します。そのため医療者が用いるコーマ・スケール（意識レベルを評価する指標）では、刺激で覚醒するか、覚醒するとしてどんな刺激で覚醒するかをチェックします。

　睡眠には、疲労や眠気を取り、成長を促し、記憶を定着させるという機能があります。とはいえ、疲れていない、成長が止まった、記憶したいことがないという理由で眠らなくていいとか、30時間眠ると、特別元気になったり、急成長したり、頭がよくなったりするということはありません。活動量による補正はありますが、睡眠という一連の生命活動には一定の量と構成が、プログラムされています。

　つまり、睡眠には「概日リズム」が不可欠で、生物学的な概日リズムは、書き換え困難な基礎プログラムだと理解するのがリーズナブルです。

「生物学的な」と断ったのは、私たちは2つの時計で睡眠の概日リズムを決めているからです。生物学的な概日リズムは、生物に生来備わる「体内時計」で決まります。

　もうひとつは、皆様が体内時計より、ずっとよく知っている「社会の時計」です。1日24時間、国や地域ごとに決まってい

る時差はありますが、1時間、1分、1秒の長さは世界共通、同じ時を刻みます。

　たとえば9時の始業に向けて、8時45分に会社に着きたい、そのために家を7時40分に出なければならない、そのために6時30分には起きなくてはならないという場合、8時間25分眠るためには22時にベッドに入らなくてはなりません。しかし、現実には23時に帰宅して、食事して、入浴して、配信動画を見ているとつい1時過ぎてしまうけど、6時30分起床は変わらないから、結果として臥床時間が5時間半になってしまうわけです。

　野生の生物と異なり、文化的な生物である私たち人間は、睡眠という原始的な生命活動さえ、本能ではなく、文化社会的な時計によってコントロールしているのです。

　その証拠に、生理的な体内時計について知らなくても、時計さえ読めれば、日常生活を送るのに困ることはありません。

　人間の健康を議論する難しさは、まさにこの点で、生物学的に正常だとか、生物として長命だとかを目指しても、バイオ・サイコ・ソーシャルに満ち足りたウェルビーイングな人生を送れるわけではないのです。

　働く人の概日リズムは、圧倒的に体内時計よりも社会の時計に支配されています。

内因性概日リズム睡眠障害

　体内時計の制御遺伝子を発見した1984年の功績で、マイケル・ロスバッシュ（Michael Rosbash）先生たちが、ノーベル生理学・医学賞を受賞したのが、クラゲの睡眠が発見された

第4章　睡眠のリズム

2017年です。友人の東京大学上田泰己先生は、2007年にCWO遺伝子、2009年には哺乳類の体内時計のメカニズム解明に大きく貢献する化学物質を発見し、現在もERATO上田生体時間プロジェクトで積極的な研究を進めています。このように体内時計の研究は世界中で、現在進行形で非常に活発です。体内時計はまだまだ可能性の大きな学術領域ですが、ずっと昔から、私たちは当たり前に「腹時計」と呼んで、自分の内側に時計を持っていることに気づいていたのです。

　人間は、生理的な体内時計より強い影響を文化社会的な時計に受けているので、本能にプログラムされた睡眠を観察するには、社会の時計の影響を排除しなければなりません。社会の時計のない環境では、人間が毎日決まった時間だけ睡眠を取ることを、図16（P128）の研究で示しました。この規則性は完全に、体内時計のおかげです。私たちは、睡眠のリズムを調整するために、アラームをセットしたり、スケジュールを立てたり、電車の時刻表を確認したり、いろいろとやるべきことがあるように思っていました。それを本能に任せてしまえば規則正しく睡眠できるなら、こんなに楽なことはありません。

　ところが残念ながら、体内時計だけで刻むこの規則正しい睡眠を、社会の時刻で睡眠日誌に記録すると、同じ長さの帯がどんどん後ろにズレて、図22（P196）の非24時間睡眠覚醒症候群（本能型）のようになります。

　人間には個体差があるので、それぞれの体内時計が自然に刻む1分1秒は多様ですが、人間の本能の体内時計が刻む1日は、社会的な1日である24時間より1時間くらい長いことが多

いです。そのため本能に任せるとおよそ25時間ごとに規則的に8時間25分の睡眠を繰り返すので、社会の時計の時刻は毎日1時間ずつ就寝と起床が遅くなるのです。図22では、毎日決まった時刻に規則正しく繰り返す睡眠を、「正常睡眠」と記しましたが、まさに「非24時間睡眠覚醒症候群」こそ、本能に忠実な、自然な睡眠なのです。

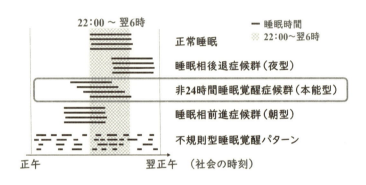

図22　内因性概日リズム睡眠障害の睡眠日誌

しかし、体内時計だけに頼っていると、毎朝、起きる時刻は1時間ずつ遅くなり、会社や学校に遅刻してしまいます。勤怠の乱れは社会的な不健康ですから、社会的な尺度が加わると、本能に忠実な睡眠は健康な睡眠とはいえません。たまたま体内時計と社会的な時計が一致する幸運の星のもとに生まれた人は苦労がいりませんが、ほとんどの場合、約1時間のズレを、毎日、修正していかなければなりません。

いわゆる朝型とか夜型とかは、個性の範疇ですが、毎日調整

しなければならない社会の時計と体内時計の1時間のズレをうまく合わせられないために、認知機能の低下や不眠のほか、頭痛や倦怠感などの不定愁訴の症状が出る状態には、概日リズム睡眠障害という病名がついています。

概日リズム睡眠障害には、体内時計の調節機能の問題で起こる内因性概日リズム睡眠障害と、社会の時計が原因で起こる外因性概日リズム睡眠障害があります。内因性概日リズム睡眠障害には、図22の通り、朝型、本能型、夜型、不規則型に、それぞれ難しい病名がついています。内因性概日リズム睡眠障害によって不快な症状が出ている場合は治療が必要ですが、社会生活のスケジュールを調整すれば問題なく生活が送れる場合には、気にする必要はありません。

また、持って生まれたリズムを個性や強みと捉えるか、障害と捉えるかは、生き方や働き方によって、コントロールできます。いわゆる9時5時の勤務には向かなくても、24時間、仕事はありますから、自分の時間生物学的特性を活かす働き方を選択するのも、睡眠マネジメントの一手です。

睡眠日誌のススメ

皆様は海外渡航時に時差ボケを経験しますよね。日中眠くて疲れやすく倦怠感があり、集中力もいまいちで、頭痛などの愁訴があり、眠気があるのに夜はうまく眠れない、寝つけてもすぐ目が覚めるし、二度寝もできないし、全然スッキリしなくて、日中のパフォーマンスは最悪です。

海外渡航時などのように、社会の時計が原因で生じる概日リ

ズム睡眠障害が、外因性概日リズム睡眠障害です。まさにイレギュラーな環境事情が問題となる睡眠障害です。

海外渡航のようなイレギュラーがなくても、私たちの多くは日常的に、社会の時計に合わせて1時間ほど体内時計の針を進めているので、ある程度の時差調整能力を有しています。

ところが、渡航時の時差ボケや交代勤務のように、ズレ幅が大きくなりすぎたり（時差のイレギュラー）、不安定だったりすると（リズムのイレギュラー）、生理的な調節が間に合わなくなり、外因性概日リズム睡眠障害を発症します。

外因性概日リズム睡眠障害は、生物学的な原因ではなく、社会的な事情で生じるので、社会的時差ボケ（ソーシャルジェットラグ、Social Jet Lag：SJL）とも呼ばれます。

日本より時刻が12時間未満進んでいる国や12時間以上遅れている国に渡航する場合は、生活のリズムを少し前に倒すので、本能の動きに近くなります。人間の体内時計が約25時間周期のため、数時間時刻を進める時差だと、あまり大きな障害は出ない場合が多いです。

働く皆様にとっては、「平日と休日の社会的時差ボケ」が、睡眠不足症候群と並んで、最もメジャーな睡眠障害です。

健康のために何か特別な習慣を加えようとする方が多いのですが、科学的には、何か特別な習慣と「健康になる」とか「生産性を高める」というアウトカムの関係を定量することは難しく、概ね、一般的な習慣をしているほうが健康リスクが低いです。むしろ、何か特別な習慣と健康リスクの関係が証明しやすいです。それは、「健康」や「ウェルビーイング」の姿が多様で

第4章　睡眠のリズム

ある一方、健康リスクにつながる習慣は、万人にとって共通しているからだといえます。

つまるところ、生命活動にはとにかく安定が大事です。よくも悪くも、変化がないときに最もエネルギーの消耗を抑えられます。

たとえ好ましい変化であっても、変化に直面すれば、新しい環境に適応するための余分なエネルギー消費が必要です。いつもより仕事が増えるので、いつもより疲れるのは当然ですが、この余分な疲れを余分な睡眠で回復させないと、認知機能が低下し、心身の不調をきたします。これが「日中の活動量による補正」です。ストレスと回復のバランスが崩れると、ちょっとした体調や気分の不調にはじまり、ときにはバーン・アウトしてしまうこともあります。病気になったり、怪我をしたりするという、明らかにネガティブな変化だけでなく、恋をしたり、家族ができたり、昇進したり、というポジティブな変化でも、やはり体には負担がかかります。

どんなにエネルギッシュなハイパフォーマーでも、生物である以上、パワーは減衰し、意図的に睡眠を挟まなければ回復することはありません。

睡眠マネジメントのために、睡眠日誌をつけて、自分の睡眠リズムを可視化してください。

スマホアプリやスマートウォッチなどスリープテックの進化のおかげで、意識がないので可視化することが難しかった睡眠の評価が容易になり、睡眠日誌も自動でつけられるようになりました。ひとつのアプリでも臥床時間と睡眠時間、睡眠の深さ

など、たくさんの尺度を測定できますが、私は数種類のアプリを同時に使って楽しんでいます。

おもしろいのは、しっかり睡眠時間を取っている日のほうがそうでない日に比べて、快眠度や睡眠効率が高いということです。睡眠の3要素である、時間と構成とリズムは、トレード・オフではなく、高め合う関係であることがわかります。

たとえば出張に出かけた日は、睡眠時間が長くても、快眠度や睡眠効率が下がります。睡眠の構成が変化する結果、普段と異なるイレギュラーな環境では、充分な睡眠時間でも覚醒の質が下がります。イレギュラーに適応するために、交感神経優位になるからですね。

現在は、無料のスマホアプリから、高額なウェアラブルデバイスまで、さまざまな形態やアルゴリズムでかなり正確な睡眠の記録がとれます。私はスマホアプリのほか、スマートウォッチや寝具の下に敷くシート型アプリなど、複数のアプリを使用しています。

アプリで記録した睡眠日誌に疑問があれば、それを示して、睡眠外来を受診してください。日常生活に関する情報が多いほど、診療の質が上がるので大歓迎です。

社会的時差ボケを避けるコツ

睡眠時間とリズムの関係

本書では、「とにかく、たくさん、寝ること」を強調していま

すが、近年の研究では、睡眠の単純な長さ以上に、睡眠の概日リズムがより強く健康に影響することがわかってきました。だからこそ睡眠の概日リズムを可視化するために、スリープテックを使っても、ノートに鉛筆で記録してもよいので、睡眠日誌をつけることをお勧めします。

　全死因死亡率も、がんによる死亡リスクも、睡眠時間が短くなるほど高くなることがわかっていましたが、睡眠のリズムとの関係は明らかになっていませんでした。2024年に発表されたオーストラリアの研究により、全死因死亡率も、がんによる死亡リスクも、睡眠のリズムが乱れるほど高くなるという関係がはじめて明らかになりました。それだけでなく、その関係は、睡眠時間よりも睡眠のリズムのほうがより強いことが証明されました。

　この研究では睡眠のリズムを評価する尺度として、SRI（Sleep Regularity Index）を用いています。SRIは1週間連続で睡眠または覚醒しかしていなかった時間を24時間で除した値です。この研究では睡眠と覚醒を活動計で測定したUKバイオバンクのデータを用いています。

　私は昼寝をしないので、1週間のうち、最も遅く寝た時刻から、最も早く起きた時刻が睡眠しかしていなかった時間で、最も遅く起きた時刻から、最も早く寝た時刻までが覚醒しかしていなかった時間です。

　最も早く寝たのが21時半、最も遅くまで起きていたのは23時半、最も早く起きたのが6時で、最も遅く起きたのが8時の場合、睡眠しかしていなかった時間が6時間半、覚醒しかして

いなかった時間が13時間半で、6時間半と13時間半を足した20時間を24時間で割るので、私のSRIは83.3％になります。

　SRIは計算も簡単なので、今後、睡眠の規則性を測る尺度として定着することを期待しています。昼寝をお勧めしない理由としても、説明が容易です。

　この研究では、睡眠時間以上に規則性が重要と強調されているので、理論上は、毎日の昼寝が完璧に規則正しければ、健康に悪い影響を与えないどころか、好ましい影響を与えるかもしれません。しかし、夜の睡眠さえ不安定になってしまうものなのに、働く人々が、毎日、完璧に規則正しく昼寝をできると仮定するのは、現実味がありません。働く人は私も含め、昼食後の内服が一番難しいです。一瞬で済む内服でも難しいのに、就業中に規則正しい昼寝をするのは不可能でしょう。ちなみに電車の中のウトウトは、睡眠の定義である「特徴的な姿勢」がないので、睡眠にはカウントできません。

　SRIを高めるためにも「とにかく、たくさん、寝ること」が最もシンプルな睡眠マネジメントです。

　実際に、この研究においても睡眠時間とSRIは相関し、7.83時間までは、睡眠時間が長くなるほどSRIが高くなるという関係がありました。また、完璧に規則的な昼寝をした被験者についての記載はありませんでした。

　健康投資的価値のある生活習慣のマネジメントでは、イレギュラーを避けることを強調してきました。睡眠時間もやはり、レギュラーであることに最も価値があるのです。

第4章　睡眠のリズム

睡眠は1日1回

　睡眠日誌には、毎日の睡眠が帯状に記録されますが、SRIを高く保つためには、その帯をできるだけ左右にずらさないことが求められます。もちろん、毎日8時間以上、同じ時刻に就寝し、同じ時刻に起床するという規則正しい睡眠日誌が模範的ですが、現実はそうもいきません。

　睡眠時無呼吸症候群の治療としてCPAPを使用していると、自動的に睡眠日誌（正確には、CPAP装着日誌）がつけられます。この記録によると、会社員の皆様は、起床がぴしっと同じ時刻に揃っていて感心します。

　本能のみに任せると、睡眠の帯の長さは一定でも、約1時間ずつ、どんどん右にズレていきます。そして働く人の睡眠日誌の特徴として、平日は寝る時刻は不安定でも起床時刻が固定している一方、週末は夜更かしと寝坊で帯がぐんと右にズレるパターンが多いです。週末は、夜更かしと寝坊を楽しみたくなりますし、右にズレる睡眠習慣は自然の摂理にも合っています。ところが週明けは、反対に苦手な前向き、左への時差調整を強いられますので、月曜日の朝から調子が出ないのです。

　深刻な睡眠障害を抱えている場合は、非常に不安定でイレギュラーな睡眠日誌になります。仕事など社会的な事情ではなく、規則正しく睡眠しようとしてもできない場合は、睡眠外来を受診してください。治療により解決する睡眠障害は多いので、まずは受診しましょう。

　社会の時計と体内時計にはズレがあるので、充分な睡眠時間

で適切な時刻に起床するためには、毎日、本能よりちょっと早めに就寝するのがベストです。眠いのに無理して夜更かしするのは最も残念な睡眠マネジメントです。働く人々はむしろ、眠くなる前に横になってもいいくらいです。高齢者とは異なり、睡眠不足が前提の働く人の場合は、「まだ、眠くない」と感じても、横になっていいのです。

　もし早めに眠気を覚えたら、ビッグチャンス到来です。まだ眠る時刻じゃないからと我慢をせずに、眠る前にしなければいけないことをすべて翌朝に回して、すぐに寝床で横になってください。18時でも19時でもかまいません。朝までゆっくり眠ってください。

　リモートワークが浸透して、夕食時に家庭の役割を果たしてから子どもの寝かしつけの延長で仮眠を取り、夜中に起き出して残務を片づけるというパターンの長時間労働をよく目にします。家庭にしろ、職場にしろ、期待される役割を果たす上で、変更できないタイミングがあります。業務や家庭での役割をうまくパズルのようにスケジュールして、どちらも最高のタイミングで実施するのは、よいアイデアです。しかし、睡眠にも変更できないタイミングがあり、1日1回シークエンスで取ることが重要です。ほかの仕事とは異なり、分断したら、意味がなくなってしまいます。子どもと一緒に眠ってしまったら途中で起きずに、早起きして仕事をこなしてください。その日最初のN3が睡眠開始の合図で、睡眠の前半で中断するのは最悪です。一緒に子育てをする相手の睡眠もシークエンスで確保するために、子どもの睡眠の前半と後半で役割を分担するのがよいで

第4章　睡眠のリズム

しょう。

　夕食後、子どもよりも先にソファで必ず眠ってしまうという男性に、眠るときはソファではなくベッドで朝まで眠るよう指導しました。眠ってしまわないように夕食後は率先して片づけを行い、どうしても眠い日はベッドで朝まで眠ります。数週間でソファで眠ってしまうことはほとんどなくなり、何より日中の眠気が減って集中力が出て、元気になったそうです。家庭の役割も仕事の役割も前より生産性高く果たせるようになりました。ご家族で相談にみえましたが、親子3人、睡眠時間もリズムも短期間でかなり整いました。睡眠マネジメントには、生活をともにする家族みんなで取り組むことをお勧めします。

　睡眠という原始的な生命活動には、いくつかの原則がプログラムされています。たとえば、どんなに早寝をしても、どんなに夜更かしをしても、その日の睡眠開始直後には、N3に向かって睡眠が深まる黄金の90分を経験できます。このあとに続けて睡眠時間を延ばせば延ばすほど、ウルトラディアンリズムのサイクルの数は増え、REM睡眠の頻度と合計時間が増えます。早寝のデメリットはありません。反対に、黄金の90分のチャンスは1日1回しかないので、夕方以降に仮眠するかわりに、極端な早寝にしてしまうことをお勧めします。

睡眠の中央時刻

　私は普段、22時前に寝て6時過ぎに起きることを理想にしています。このとき、就寝時刻と起床時刻の中央に当たる時刻は、2時です。この中央時刻を境に、睡眠の構成は、前半の

N3優位から後半のREM優位に移行します。中央時刻は、睡眠の構成にドラスティックな変化を与える特別なタイミングなのです。

　社会的時差ボケを小さくするために中央時刻の次に大切なのが、起床時刻です。疲労や睡眠圧は覚醒している時間に応じて積み上がり、起床時に外の光を浴びることで、夜のメラトニン分泌が予約されるので、起床時刻によって次の睡眠が影響を受けます。睡眠負債がない場合は、単純に早く起きれば起きるほど夜は早く眠くなり、寝坊すればするほど夜の眠気が遅れます。

　体内時計は約1日、概ね25時間を周期としますので、1時間の時差を日常的に調整します。この時差調整はじわじわ1日を通して行われるというより、睡眠中にエイヤッと行われます。そのタイミングが、中央時刻と起床時刻の間にあります。きっかけは中央時刻で、調整は起床時刻までに完了します。

　自律神経の活動やその結果による血圧、脈拍、呼吸数、体温、メラトニンや成長ホルモンなど、さまざまなホルモンの血中レベルには日内変動があります。睡眠に関係するこれらの日内変動は、図28（P233）のように睡眠の中央時刻と起床時刻の間で変曲点を迎えます。だからこそ、このタイミングをずらさないようにすることによって、週末の長時間睡眠による睡眠負債の返済など社会的な原因による時差ボケを小さくすることができます。反対に、このタイミングによる概日リズムの調整がうまくいかないと、概日リズム睡眠障害を引き起こします。

　中央時刻と起床時刻の間に概日リズムの調整が行われるのは、適切な睡眠時間においての話です。極端に短い睡眠時間では、睡眠の前半の仕事しか終わらないので、たとえ規則正しくても、

睡眠不足症候群という一種の時差ボケに苦しむことになります。

中央時刻という表現ではありますが、正確には、単純な中央の時刻ではなく、睡眠の前半の役割が完了した時点を指すのです。

体内時計は毎日、社会の時計との約1時間の時差を、時刻を戻すほうに調整していて、2時間くらいであれば適応する能力があります。体内時計は、中央時刻と起床時刻の間のタイミングでイベントを起こすので、中央時刻や起床時刻のズレが社会的時差ボケにつながります。そのため、中央時刻と起床時刻のズレを前後2時間以内に抑えれば、激しい時差ボケに苦しまなくて済みます。海外渡航時の時差ボケも、時差が大きいほどきついという印象があるでしょう。

社会的時差ボケによる気分や体調の変化、認知機能低下の度合いは、中央時刻と起床時刻のズレ幅の大きさに依存します。

だから、たとえ理想的な睡眠時間を確保していたとしても、ズレ幅の大きい渡航時には、社会的時差ボケにより、睡眠不足のような症状が出ます。中央時刻と起床時刻のズレは、少なければ少ないほどよく、できるだけ前後2時間以内に収めてください。

週末の返済戦略

私のレギュラーな臥床時間は、22時から6時ですが、どういう事情があっても0時までには就寝し、5時までは臥床するという臥床のコアタイムを決めていて、それが守れない予定は入れません。深夜の国際会議や早朝のゴルフは断ります。以前は無理して出ていたのですが、運転免許を取り消されるレベルの

認知機能で、しかも不慣れな言語で深夜の会議に出席しても、何か活躍できるとは思えません。事前と事後の認知機能が保たれているタイミングで、しっかり確認した英訳コメントをするほうが誰にとっても有意義だと考えるようにしました。最初に断るときには勇気が必要でしたが、何も不具合は起きていません。むしろ、以前より貢献できていると感じます。日常業務に深夜や早朝の作業がある方は、コアタイムをずらしてください。1日1回、約8時間連続の睡眠を、24時間のどこに置くかを、ずらせない役割を配置しながら検討し、私の深夜の会議のように、どうしても睡眠時間帯に重なる役割については、スケジュールをずらすとか、別の方法で役割を果たすとか、誰かに替わってもらうとかを、検討しましょう。また、睡眠のコアタイムを8時間に設定するのは、働く人の場合、現実的ではないので、6時間でも7時間でもできるだけ8時間に近く設定し、チャンスがあればいつでも、早寝と寝坊で延ばしていきましょう。

　コアタイムを含んで、毎日、公式で求められる充分な臥床時間を取るのがベストです。しかし現実には、どうしても平日の睡眠時間は不足するので、働く人は週末に、平日の負債の返済をしなければなりません。睡眠不足を含む前日の時差ボケにはテンポラリーな健康障害がありますが、蓄積した睡眠負債は認知機能の低下が遷延するだけでなく、寿命を縮めるなど、より長期にわたる深刻な心身への影響があります。そのため、時差ボケ対策より、睡眠負債の返済のほうが優先順位は高いです。社会的時差ボケを避けるために返済を諦めるというのは、賢明

第4章 睡眠のリズム

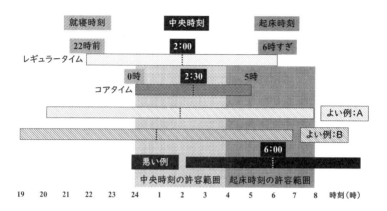

図23　週末の睡眠時間の延ばし方

でないどころか、完全に失敗です。

　たとえば、図23の「よい例：A」のように、早寝と寝坊でレギュラータイムから2時間ずつ睡眠時間を増やすと、合わせて4時間増えた睡眠時間を、睡眠負債の返済に当てることができ、中央時刻はそのまま、起床時刻は2時間のズレで済みます。また、3時間早寝して、2時間寝坊すると、5時間の睡眠負債を返済でき、中央時刻は30分のズレ、起床時刻は2時間のズレになります。4時間早寝をして2時間寝坊すると、なんと6時間の睡眠負債を返済でき、中央時刻のズレは1時間です。つまり、起床時刻を最大2時間遅らせて、中央時刻のズレを2時間以内に抑えるためには、6時間の早寝まで許され、合計で8時間の返済ができるのです。

　実際に働く人々に話を聞くと、週末は普段より夜更かしをして、たっぷり寝坊するという本能に忠実な「悪い例」が多いで

す。とはいえ、誤解を恐れずに言えば、どんな方法であっても、睡眠負債は返済するほうがよく、昼寝をするくらいなら、２時間以上の寝坊のほうがお勧めです。

夜更かし＆寝坊を、たっぷり早寝＆しっかり寝坊という戦略に変えると、より高い認知機能で週末を楽しむことができますので、これも騙されたと思って、挑戦してみてください。週末に中央時刻と起床時刻をずらしすぎてしまうと、週明けにもう一度、時差ボケを経験しなければなりません。中央時刻と起床時刻をずらしすぎない戦略は、週明けの調整にも有効です。

また普段から午前中だけでも在宅勤務を取り入れるなどして、標準の起床時刻をできるだけ遅めに設定しておくと、週末の寝坊の幅が広がり、負債を返済しやすくなります。ゆっくり寝坊できる週末は、ついついいつもより夜更かししたくなる方が多いとは思いますが、お勧めは、早寝遅起きです。

働く人々の多くは、「健康のためにメリハリをつけたほうがいい」と誤解しています。科学的な事実としては、生物にとっては安定している、メリハリのない状態が、最もエネルギーの消耗の少ない状態です。そのため、可能な限りメリハリの少ない選択をするほうが、健康リスクを小さくできるのです。平日と週末の睡眠時間をずらしすぎると、週末と週明けに二度もイレギュラーへの対応を強いられます。

コントロールが利くのなら、１週間の仕事を休日にも配分して、毎日規則正しい睡眠を取るほうがずっと健康にはよいです。週休２日が週休１日より健康であるなんていうエビデンスがない一方で、規則正しく充分な長さの睡眠が、バイオ・サイコ・

第4章　睡眠のリズム

ソーシャルのウェルビーイングに寄与することは明らかです。

休日を否定する主張ではありません。安息日も法令も守ってください。私たちは社会的に休まなければいけない一方で、体内時計がプログラムされている以上、そのリズムに反して覚醒と睡眠を行うと、覚醒の質が下がってしまうのです。私たちは恒常性のリバウンドと体内時計の調節によって、1日の消耗を1日1回の睡眠で回復することしかできないのです。

仕事から離れる、仕事とは異なることをする、リラックスする、趣味を持つことなどで、ポジティブな心理的効果はあるかもしれませんが、そういう好ましい覚醒時間のためであっても、睡眠時間を削った結果は必ず、バイオ・サイコ・ソーシャルのウェルビーイングを損ないます。

体温と昼寝

体温と光は体内時計の同調因子

睡眠マネジメントとしては、「とにかく、たくさん、寝ること」が大事です。そのためには8時間以上の臥床を5日続ける千本ノックで体に覚えさせるのが何よりです。

とはいえ、おそらく皆様は、メディアの影響もあり、体温や光などを睡眠に利用するテクニックに期待しているでしょう。

確かに体温と光は、概日リズムを司る体内時計の調整の「同調因子」です。よりよい睡眠を求めるときに利用する価値はありますが、あらためて強調すると、働く皆様は、圧倒的な睡眠

不足です。体温と光は概日リズムの同調因子であることが科学的にわかっていますが、皆様の概日リズム障害は、内因性ではなく外因性、つまり社会的な事情によりますので、社会的な操作を行うほうが賢明です。

光と体温の条件を最高に設定しても、必要な睡眠時間を短くすることはできないことを、肝に銘じてください。

脳の温度のことを深部温（深部体温、芯温、中心温、core temperature）といい、脳代謝率は1度の体温低下で6〜7％低下し、18度未満の低体温は脳波を完全に抑止します。

私たちは恒温動物ですが、灼熱の太陽の下では体は熱くなっているし、凍える冬の屋外では、体は冷え切っていますよね。

やはりメディアでは、「冷え対策」とか、「温活」とか、あたかも体温コントロールが健康に重要であるように喧伝されています。

私たちは恒温動物であり、中枢神経の活動は温度に敏感なため、深部温の変動をできるだけ小さくして、ある程度一定に保つことが重要です。そのため私たちは、変化する外気温環境の中で深部温を一定に保つために、皮膚温を上げたり下げたりして、調節しているのです。

皮膚温と深部温に10度以上の差があることも珍しくありません。

ガチの深部温は、スワンガンツカテーテルを用いて心臓の温度を測定したり、食道温や鼓膜温から推定したりします。膀胱温や直腸温も、腋窩や額で測定するよりはあてになります。

体を冷やす行動として、冷たいものを食べたり飲んだりする

とか、おなかを出して眠るとかが浮かぶかもしれませんが、上部消化管やおなかの皮膚温が冷えるような行動で、深部温が極端に下がることはありません。消化管はコアというよりドーナツ状の体の外側なので、あまり深部温に影響はしません。

脳の電気活動は、深部温が低いほど、抑制されます。

脳の電気活動は、激しいほうが賢そうなイメージかもしれませんが、そんなことはなくて、温度が上がると不必要な電気活動まで活発になり、効率的な電気活動ができなくなります。炎天下の屋外に立っているだけでも頭はぼんやりするし、熱中症では意識がなくなることもあります。風邪などで高熱が出た場合も、頭がぼおっとして、何も考えられなくなります。

私は、PCのデスクトップや作業画面が散らかっている人が苦手です。いろいろなソフトや無数のタブを同時に開いて作業している人って、デキるように見えると思っているのかもしれないけれど、デキる気がしません。自分の仕事も、PCの動作も、遅くしているだけにしか見えません。仕事ができる人は、涼しい顔して冷静に難しいことをこなしますが、できない人はカリカリ頭に血が上って、熱くなって、いらんこと考えて、パニクって、熱暴走しているように見えます。

いっぺんにいろいろやっていて、すべて中途半端なマルチタスクって、高機能って意味じゃなくて、捨てられない人、片づけられない人ってイメージです。マルチタスクに埋没していたら、意味はないのです。

マルチロールを、それぞれシンプルタスクで片づけて、ライフシフトしている人のほうが、優秀です。

体温低下勾配で眠気を増幅

 覚醒中、私たちの脳は、インプットを取捨選択することはできず、とりあえず一時ストレージに放り込みます。

 そんなインプットの渋滞から完全に逃れられるのは、生きている間で唯一、睡眠の間だけです。しかもN3の脳は受け取らないだけでなく、動きません。

 パフォーマンスが高い人ほど睡眠に貪欲で、最高の睡眠中は脳が動いていないという真理って、なんだか深遠です。

 そしてこのN3に、グリンパティック・システムが脳内を大掃除しています。

 充分な睡眠は、望むと望まざるとにかかわらず、覚醒中に勝手に脳内にインプットされた有象無象の情報を、すべて棚卸しして、取るに足らない情報を捨てて不愉快な記憶に鍵をかけます。そして翌日以降の覚醒中に期待される、新しくワクワクする情報のために、脳の空きスペースを確保します。

 不充分な睡眠では、脳の空き容量は起床時から不足しているため、上書きされ、バグの頻度も増え、最終的には脳というハードディスクに負荷がかかって、クラッシュしてしまいます。

 睡眠に向かって、自律神経は副交感神経優位になり、呼吸数、血圧、脈拍のほか、体温も下がります。深部温が下がるほど、脳の電気活動は減ります。

 雪山で遭難した人が仮死状態で救助されて救命されたというニュースを聞くことがありますが、これも深部温が下がり、脳の代謝が抑えられることで、脳の保護につながった結果です。

これを応用し、たとえば弓部大動脈置換術では、保冷剤や輸液で頭頸部を冷やす低体温療法で深部温を下げ、脳の代謝を抑えて循環停止中の脳を保護します。

　どれが原因か結果かはわかりませんが、NREM睡眠は脳の活動が低下している状態で、深部温が低いほど脳の活動は低下し、深部温を下げたほうが睡眠に有利です。そして、深部温が低下する勾配に、人は眠気を感じることがわかっています。この眠気の正体が、深部温の低下による電気活動の低下なのかどうかは、はっきりとはわかっていませんが、そう考えても理論上は矛盾しません。

　眠気の正体はあまり明らかではないので、コントロールが難しいのですが、眠気を増やすためには、深部温の低下勾配を作るのが、最も簡単な戦略です。

　自律神経は自律というくらいですから、勝手に私たちの恒常性を維持してくれるのですが、おもしろいことに、私たちが意図的に自律神経をコントロールすることも可能です。これをバイオ・フィードバックといい、日本では保険点数がつかないので一般的ではありませんが、グローバルには科学的に確立された医療の一分野です。ストレスマネジメントの一種ですね。

　黄金の90分がやってくるのは、寝入りばなです。N3に向けて、脳の電気活動はどんどん低下します。睡眠をはじめる前に、あえて効果的な体温の低下勾配を作ると、うまく眠気を感じられる上、深部温の低下とNREM睡眠が深まるダブルの効果で、脳の電気活動が減弱し、スムーズにN3に入れます。

　故意に体温の低下勾配を作るためには、一度、随意的に体温

を上げます。恒温動物の私たちは、できるだけ体温が変化しないように防御しますが、環境の変化には抗いきれません。何らかの事情で深部温が上昇してしまった場合には、恒常性のリバウンドで、本能が体温を下げようとするのです。

深部温を上げるためのお勧め行動は、食事、運動、そして入浴です。つまり、交感神経活性を上げる活動です。

眠くなると手足が熱くなる

人体は、食事や運動、入浴などの行動で深部温が上がると、その行動を中止した1時間半後くらいから数時間かけて、深部温を下げるために、手足や体から熱を放散していきます。

脳の電気活動と深部温は連動していて、深部温が下がれば眠くなり、眠くなれば深部温が下がります。深部温が下がっているときは、むしろ、手足や体の皮膚温が高くなっています。

眠くなってきた子どもの手足が熱くなるのは、こういうからくりです。私たち成人の手足も、眠いときは熱くなっています。

大きな血管があるから足を冷やしたほうがいいという誤情報を、メディアから受け取ったことがあります。大伏在静脈を示したイラストで解説していましたが、通常、私たちの深部温を下げてくれるのは、細かい動静脈吻合血管です。大きな血管というなら、心臓につながる大動脈以上のものはありません。体温コントロールに有利という文脈で表在する動脈を選択するなら、頸動脈や大腿動脈に焦点を当てるべきでしょう。熱中症発症時などに、外から冷却するときは、頸動脈、大腿動脈、肘静脈、浅側頭動脈など、表在の動脈を冷やしてください。

第4章　睡眠のリズム

　動静脈吻合血管（AVA：Arterio-Venous Anastomoses）は、人の皮膚血管のうち、四肢末梢部や顔面などの一部だけに存在する特殊な血管です。手のひら、足裏、足の指、耳、まぶた、鼻、唇と、皮膚の薄い末梢に多く、皮膚表面から約1mmと毛細血管より少し深いところに、1cm²当たり100〜600個存在し、拡張したときの直径は毛細血管の約10倍、流体力学の法則から流れる血流量は1万倍にもなる一方で、完全に閉じると血流量はゼロになります。

　手のひらや足裏の動静脈吻合血管の活躍によって、下肢全体、上肢全体の表在性静脈の血流量や発汗量が増え、上肢や下肢全体からの熱放散が増加します。

　褐色細胞組織が劣化する成人は、動静脈吻合血管が主として体を暑熱刺激や寒冷刺激から守り、体温の恒常性を保ってくれる立役者であることがわかっています。熱帯夜の睡眠中は、クーラーの効いた寝室で、ぜひとも手のひらと足の裏を露出して、熱を放散させてください。

　体温の恒常性を保つために私たちは、発汗による気化熱と、深部温より気温の低い外気に近い表在の血流を増やすことで体温を下げるので、外気温より皮膚温を下げることはできません。しかし真夏には、外気温が深部温より高温になってしまうことがあります。外気温が深部温より高い状況は非常に危険です。できるだけ、そのような状況を避けるように心がけましょう。

　真夏には、室内でも冷房をつけっぱなしにして、室温を低いままにしておきましょう。また、湿度が高いことで発汗や気化が邪魔されますので、ドライモードにしてできるだけ湿度を下

げる工夫もお勧めです。

　喉を守るために夏もドライモードにしないという意見を聞いたことがありますが、湿度は40％以上あれば問題ないので、70％以上にはしないようにしましょう。

　熱中症の発症には温度だけでなく、湿度が関与します。WBGT（湿球黒球温度、Wet Bulb Globe Temperature）は、熱中症を予防することを目的として1954年にアメリカで提案された指標で、人体と外気との熱のやりとり（熱収支）に着目した指標です。人体の熱収支に与える影響の大きい湿度、日射・輻射など周辺の熱環境、気温の３つを取り入れた指標です。

　深部温を適正に保つためには、外気の温度が皮膚温より低いだけでなく、湿度が低いことが必要です。ドライモードがない場合は、扇風機などを併用しましょう。

　空調服などによる空気の還流は、皮膚の周囲の温度や湿度を下げますが、極端にWBGTの高い環境では、危険域の温湿度で単純に気流のストレスだけがかかるリスクもあります。どんな装備であっても、高WBGTの環境には居続けないことを原則としてください。「冷房は体に悪い」という都市伝説がどこからきたのか私にはわかりませんが、たとえ電気代を消費しても、命はプライスレスです。

　寒い冬は熱の放散に有利なようですが、皮膚温が低すぎると、動静脈吻合血管はもちろん末梢の血管は収縮してしまいます。室温が深部温より少しでも低ければ、深部温を下げる放熱が進みますので、室温が20度を下回る必要はありません。極端な寒冷環境では、深部温や臓器温を維持するために、人は、四

第4章 睡眠のリズム

肢末梢の血流を遮断して部分的な命を犠牲にします。これが凍傷です。凍えてしまうと、むしろ交感神経が活性化するので、寒すぎる睡眠環境には注意してください。

生理的体温勾配

食事、運動、入浴などの行動に応じた恒常性のリバウンドによる体温降下のほかに、私たちには概日リズムによる生理的な体温降下があります。図24に示す通り、体内時計による生理的な体温降下は22時前くらいからゆるやかにはじまり、0時を過ぎると午前4時くらいまでだんだん急勾配に降下します。

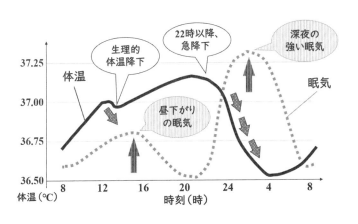

図24 体温と眠気の日内変動

この生理的体温降下の勾配と随意的な体温上昇を補正するための体温降下の勾配のタイミングを合わせてあげることが、ダブルエフェクトで睡眠には最高の後押しになります。

体温が上がってから下がるのに数時間かかりますので、22時に就寝する場合は、20時頃までにひとしきり体温を上げておくのが最高です。
　反対に、体温を上げてから眠るまでに、充分な時間がないときは、体温を上げる行動をスキップすることが大事です。生理的に体温が下がりはじめる22時以降に体温を上げる行動をしてはいけません。私たちは入浴でリラックスするのではなく、入浴の数時間後の体温降下でリラックスするのです。入浴中は、興奮します。せっかく自然に体温が下がるタイミングに、体温を上げて興奮する活動をするのは逆効果です。
　たとえば23時に帰宅してから夕食、そして入浴、食後は２時間あけたほうがいいからとスマホで動画を視聴しながら２時まで起きている方がいます。23時にはすでに生理的な体温勾配がありますので食事や入浴で体温を上げなくても眠れるはずです。夕食を抜くことや夕食後にすぐ眠ることは、模範的な健康好行動ではありませんが、健康には睡眠不足の悪影響のほうが大きいです。食べてすぐ寝ない、眠る直前には熱いお湯には入らないという情報は正しいのですが、だからといって、食事や入浴のあと、本来は睡眠するべき、睡眠できる時間に睡眠しないというのは、よろしくありません。私は、22時以降は食事も入浴もシャワーも何もかもスキップして、「とにかく、たくさん、寝ること」を提唱しています。どうしても体を洗いたければ、湯船に浸からずシャワーで済ますほうがよいし、運動も入浴も食事も動画鑑賞も、朝に回すほうがもっとよいです。入浴が好きな方は、休日の20時前にゆっくり楽しんでください。

朝、湯船に浸かるのもよいですよ。朝風呂のデメリットはゼロです。

22時を過ぎれば、意図的に体温降下勾配を作らなくても生理的に体温は降下します。夏には部屋を涼しく、冬には暖かくして、お休みください。

勤務先を出るのが遅くなる日は、帰宅して夕食を摂るのではなく、夕方に食事を摂っておくのがお勧めです。18時から20時頃には、少しパフォーマンスの低下を自覚できるのが正常ですから、そのタイミングで軽食を摂りましょう。日課の晩酌が楽しみでも、アテをボリュームダウンして、体温が上がりすぎるのを防ぎましょう。カルテスエッセンは、この文脈でもお勧めです。お酒は体温を上げ、NREM睡眠が深くなるのを妨げますので、睡眠のためだけの晩酌は逆効果です。とはいえ大切な楽しみの時間なら無理に修正する必要はありません。ヘルスリテラシーを高めて、健康好行動をするのはすばらしいことですが、死なないためや長生きをするため、いわば３つのLIFEの「生命」の維持だけが私たちの生きがいではありません。「生活」を潤し、「人生」を充足させてウェルビーイングを楽しむのが存在の目的です。好きなことは楽しみましょう。

だからこそ私は、ショートスリープが好きな人を折伏しようとは思いません。ただ、科学的にも、臨床的にも、ウェルビーイング的にも、「もったいない」という主張が、私の価値観です。

昼寝は厳禁

昼食を摂ると眠くなる印象がありますね。じつは、昼下がり

の眠気は、生理的な体温降下によるものです。血糖値が上がるせいだと思っている方が多いのは、やはり日本のメディアの何らかの傾向が作用しているのだと思いますが、血糖値は無関係で、ランチを抜いても、眠気はあります。それどころか眠気は、病的な低血糖の症状です。食事による血糖値上昇幅なら、睡眠中に断食している朝食が一番大きいですが、朝食で眠気を訴える人は多くありません。食事は確実に体温を上げるので、上がった体温が生理的な体温に戻ろうとする勾配と生理的体温降下が重なり、ランチのあとだとなおさら、眠気を強く感じるのでしょう。午前中は食事をしてもしなくても体温が上がっていきます。だから朝食で血糖値が上がっても眠くはなりませんし、朝食は体温上昇のためのエネルギー源として使われるので蓄積されづらく、眠る前に食べるよりも太りにくいのです。

「夜はうまく眠れないのに、昼下がりから夕方にかけて、眠くなります」というご意見をよくいただきますが、昼下がりから夕方にかけて眠くなるのは、まさに自然な現象なのです。しかし、夜にうまく眠れないのは心配です。体温降下勾配による眠気を強く感じる傾向のある方だからこそ、夜にうまく眠るために、20時までの運動、食事、入浴を利用して、深部温が下がる勾配を作ってみてください。夜の生理的体温降下勾配を打ち消すような、体温上昇行動は避けましょう。

　昼下がりに眠気を感じても、昼寝は厳禁です。私の知る限り、皆様は全員睡眠不足、睡眠不足の人にとって、有効な昼寝は存在しないと言い切っていいでしょう。

　睡眠は１日１回、睡眠開始のトリガーは、「本日最初のN3」

です。いくら早寝しても、ちゃんと黄金の90分が訪れます。健康な方ならまずは15分ほどかけて覚醒から浅いNREM睡眠に入り、さらに時間をかけて深いNREM睡眠、N3に達します。ところが睡眠不足の人の場合は、寝つきも秒ですが、N3に達するまでの時間も早いです。昼寝によって、「本日最初のN3」に達してしまうと、これは睡眠開始の合図になってしまいます。しかし、昼寝なので、中断されます。結果、イレギュラーな超短い睡眠として認識され、社会的時差ボケの原因になり、夜の本来の睡眠が乱れます。もったいないですね。

　睡眠不足や睡眠障害がなければ、日中は、たとえ横になっても15分は起きていられるものです。だとすれば15分未満の短い昼寝はありえません。15分起きていられない人が、15分未満で、さくっと気分転換できるでしょうか？

　少なくとも日本の一般的な会社員の生活には、昼寝は馴染みませんが、どうしてもしたい場合は、「生理的体温降下の昼下がりまで」、「横にはならない」、「10分以内」という３条件を守ってください。

　昼下がりの眠気を感じたとき、軽食を摂るのは一案です。通常の食事に追加するだけなら減量にはつながりませんが、午後の軽食や間食で、遅い時間帯の食事の量を減らし、１日全体としての摂取量を維持できれば、こまめに、かつ早い時間に食べるほうが、確実に減量に効果があります。

寝具とスマホ

再現しやすい睡眠環境

　睡眠について圧倒的に相談が多いのは、枕など寝具についてです。皆様は特別な枕や寝具で、なんとか効率よく、つまり短い臥床時間で、睡眠の効能を受け取ろうとします。高価な寝具のCMにトップアスリートが起用されると、その実力まで寝具の効能であるかのように見えますね。

　原則として、寝具はさほど重要ではありません。睡眠は非常に原始的な生命活動ですから、高価な人工物の力を借りなくても、誰でも上手にできます。

　私は22時以降の入浴は避けろと主張していますが、「入浴は睡眠の質を高める」という情報を、よく耳にしますよね。それは概ね、浴槽や入浴剤のメーカーなどが発信しています。同様に、寝具の重要性を発信する情報源は、寝具を販売するメーカーであることが多いです。実際に、広告塔となるトップアスリートの身体を計測し、いろいろな要望を取り入れて、オーダーメイドで作製された寝具は、確かにアスリートの睡眠をサポートして、さらにパフォーマンスを上げてくれるでしょう。その上、トップアスリートはしっかり睡眠マネジメントして、たっぷり眠ります。しかし、人間は多様なので、特定の寝具が全員にピッタリ合うというわけではありません。

　だからこそ、自分の睡眠の特性を知って、寝具を味方につけ

るのは賢い方法です。

　私は産業医として、職場の作業管理、作業環境管理、健康管理を行いますが、これらは安全や心身の健康だけでなく、生産性にもおおいに影響します。同じ観点で、睡眠にとっても環境設定は絶対に大事なのです。環境設定にはエビデンスと妥当性が鍵です。つまり、どんなによい環境でも、お金がかかりすぎたり、時間がかかりすぎたりしては困るので、できるだけ簡単で、安価で、再現しやすい睡眠環境が好ましいです。

　お勧めの睡眠環境の第一条件は、再現のしやすさです。普段から場面が変わっても再現しやすい睡眠環境を設定し、出張など、社会的な理由で変化を強いられる場面でもできるだけ変化の幅を小さくします。バイオ・サイコ・ソーシャルヘルスに悪い影響を与えるのは、普段と異なるイレギュラーなことです。睡眠環境はできるだけ安定していることが好ましいです。

　7種類の枕を曜日ごとに取り替えるのは実験としてはおもしろいですが、スリープテックで計測して、睡眠に最もよい効果がありそうな枕を採用したら、それを2個買って洗濯替えなどにして、毎日使用するほうが賢い投資です。実験用リース・セットは、寝具メーカーのサービスとしては、おもしろいかもしれませんね。サブスクで高級寝具をリースできるサービスもありますので、ぜひ、チェックしてみてください。

　毎日、同じ環境でいても気分がよくなる、その環境を変えたくなくなるためには、何より自分が「好き」な睡眠環境がいいでしょう。枕カバーなどのファブリックは、気分で変えてもいいのですが、お気に入りが決まったら、同じものや色違いを揃

えるのもお勧めです。自分スタイルのお気に入りを見つけたときには、少し奮発するのもよい選択です。だからこそ、お気に入りを探す試行錯誤の実験は、手持ちの枕をタオルで加工するなど、家にあるもので行うのがお勧めです。枕を人よりたくさん持っていたり、高価な枕を持っていたりするからといって、よく眠れるわけではありません。

　スティーブ・ジョブズ氏が、お気に入りの組み合わせを制服として、毎日の「何を着るか」という無駄な決断をなくして、より重要な決断に時間を割いたのは有名なエピソードですが、服装や寝具など、毎日の環境を一定にすることは、生産性を高める上で非常に有用です。この文脈でも、メリハリはお勧めしません。私自身、毎日の服装も睡眠環境も、迷う余地のない設定にしています。もちろん、それをつまらないどころか不愉快と感じる価値観の方に強要するつもりはありませんが、毎日その日に最適な寝具を選ぶような設定だと、決断の機会には必ず直感的なバイアスが入り込むのです。

　出張や旅行で睡眠環境が変わるときにうまく眠れる方法が知りたいという相談は多いのですが、いつもと異なる睡眠環境で眠りづらくなるのは当然の反応です。

　図25は、いつも通り22時から6時の規則性をまあまあ守って睡眠している私のスリープアプリの記録ですが、3日間だけ、アプリ独自のアルゴリズムによる快眠度が非常に悪いです。これは出張で外泊した期間です。知識があっても、環境の変化には抗えません。

第4章　睡眠のリズム

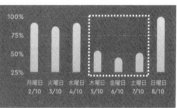

図25　環境の変化による快眠度の変化

　対策としては、少しでも普段の睡眠環境に近づける努力をすることです。マットレスは非現実的ですが、枕を持参するとか、もっと簡単に枕カバーを持参するとか、普段から利用しているアロマスプレーを持参するとか、ちょっとした工夫で外出先の睡眠環境を普段に近づけることができます。枕カバーだと枕によってはサイズが合わないので、普段からバスタオルを巻いておくなど、旅先で再現しやすい睡眠環境を作っておくのがコツです。私は大きめの枕カバーを持参しています。

　最近は希望の枕を追加で用意してくれる宿泊施設も多いです。複数の枕から選択するサービスもあります。

　もちろん、部屋は真っ暗にして、静かな環境で眠るのがいいです。照明さえ暗ければ、無音ではなく、好きな音楽や自然の音など、いくらか音があったほうがリラックスしやすいという研究もあります。むしろ、一切音のない状態より、低音量でいつもの音楽を聴く習慣のほうが再現しやすいでしょう。

　空調の設定も普段から決めておくと、旅先でも迷わず再現できます。部屋も空調も異なるので、完全に再現はできませんが、

普段と同じ設定にしていると知覚するだけでも安心できます。

　寝具選びで迷ったら、再現しやすいかどうか、今の環境に近いかどうか、で選びましょう。

　追加の枕などを要求しづらく、静かでも真っ暗でもない、日常とはかけ離れた、最も残念な睡眠環境が病院です。だからこそ、しっかり睡眠マネジメントして、入院するのを避けましょう。

横向き寝しやすい寝具

　再現しやすいお気に入りの睡眠環境を作る上で意識してほしいのは、寝返りがしやすく、あおむけ以外の姿勢で眠りやすい寝具です。

　「特徴的な姿勢」は睡眠の定義のひとつで、それは臥位です。体幹を寝かせていれば臥位です。横向きでも、うつ伏せでも、あおむけでも、手足を伸ばしていても、丸めていても、睡眠は可能です。

　メディアなどで見る、眠る人の絵は、ほとんどがあおむけで手足を伸ばした「きをつけ」の姿勢です。そのせいか、「寝相がいい」という表現のせいか、まっすぐあおむけで、寝返りをしない寝姿勢を、最も健康リスクの低い寝姿勢だと誤解している方が非常に多いです。礼儀正しく、お行儀よく見えるからでしょうか。じつは睡眠中は、お行儀よくまっすぐ不動の姿勢ではなく、一晩で20〜30回程度の寝返りがある状態が、ベストです。筋骨格系の痛みの予防にも、寝返りは効果的です。

　睡眠中の体位、すなわち寝相は、ある程度動いたほうが好ま

第4章　睡眠のリズム

しく、寝返りに関する研究が進んでいます。寝返りは適度にしたほうがいいものの、柔らかいマットレスだと寝返り時の筋活動量が大きくなり、硬いマットレスだと寝返りに時間がかかります。それが、点で支える凹凸構造のマットレスではどちらの負担も軽減できます。アスリートが高額なマットレスに投資するのは、そういうエビデンスによるものでしょう。

　覚醒中も睡眠中も同一姿勢の保持は、筋骨格系の痛みの原因になります。腰が痛くなるので長時間眠れないと感じる場合は、明らかに寝返りが足りないでしょう。背骨のS字カーブを保つために、横向きよりあおむけで寝たほうがよいと信じている方も多いですが、どんな姿勢であっても、長時間の同一姿勢の保持が、最もよくないのです。

　睡眠外来では検査で体位を測定しますが、寝返りが少なすぎる、あるいは全くない方が結構多くて驚きます。体幹に３軸加速度計を装着する必要があるので、スマートウォッチやスマホアプリでは寝相を把握できません。心陽クリニックでは、HSATのほか、コイン型のセンサーで連続して毎日の寝相をチェックすることができます。

　私は寝返りしやすい寝具を開発したいと企んでいます。もし、開発が成功したら、おそらく幼少期からの憧れであるイグノーベル賞を取れるでしょう。

　開発が成功したら皆様にお知らせしますが、それまでは各自の価値観や生活習慣に応じて、できるだけ寝返りをしやすく、しかもあおむけ以外の寝姿勢を取りやすい寝具を選びましょう。

　あおむけをお勧めしない理由は、重力による上気道の狭窄や

閉塞を避けるためです。私たちの鼻や口から吸入された空気は、舌を中心に構成される、想像より遥かに容積の大きな軟部組織の塊の後ろを通って、声門に至り、気管に入ります。吸入されてから、声門に至るまでの空気の通り道を上気道といいます。図26では、軟部組織の塊を黒く塗って示しました。

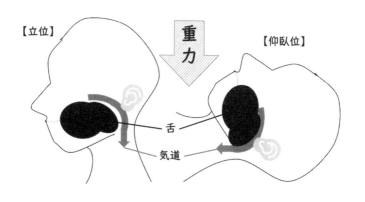

図26　姿勢による舌の気道への影響

　図26のように、立っているとき、座っているときは、重力によって、軟部組織の塊は、顎の先のほうに落ちています。舌の後ろに気道があるので、立位や座位では気道が開きますが、あおむけに寝ると、気道の真上にある舌が重力で垂直に落ちてきて、気道を狭めます。重力によって気道そのものが落ち込むので、気道の背側にあるのどちんこや口蓋扁桃などの軟部組織の影響を受けて、さらに狭まります。これが睡眠時無呼吸症候群の原因のひとつです。睡眠時無呼吸症候群の診断はされなくて

第4章　睡眠のリズム

も、重力の影響は誰でも受けます。左右を向くと、舌はほっぺたのほうに落ち、うつ伏せだと顎や唇のほうに落ちてくれるので、あおむけよりはましになります。

　健康な私たちの血流や体液は、姿勢や睡眠にはあまり影響を受けませんが、心不全や末期腎不全などの容量負荷を背景とする疾患では、臥位になることで、下半身から上半身に水分が移動する「体液移動（fluid shift）」という現象が生じて、それが咽頭部の狭小化につながって、睡眠時の呼吸障害の原因になることがわかっています。

　そのため、医師監修の高額な横向き寝のための枕や、背中に異物を挟む横向き寝グッズなども販売されています。Tシャツの胸ポケットにテニスボールを入れて縫いつけ、後ろ前に着用して眠るという方法を提唱している医師もいます。ところが背中に何かを背負うタイプの横向き寝グッズは、寝返りをしにくくするという弱点があります。

　横向きで眠るのには、肩が邪魔になるので、あおむけでちょうどいい高さより、少し高い枕が適しています。

　私は図27（P232）のように、一般的なかたちの枕を3個、コの字型に置いて、横向き寝、うつぶせ寝を心がけています。同じ横向きでも首の角度は自由だし、枕を抱えて眠ることもできます。重なりの部分に空間ができるので、そのくぼみに顔をうずめると苦しくなくうつぶせ寝もできます。枕のかわりに、バスタオルを丸めて、自分に最適な睡眠空間を作るのもお勧めですよ。宿泊先でも予備の枕やバスタオルで普段の環境を再現しやすい点も気に入っています。

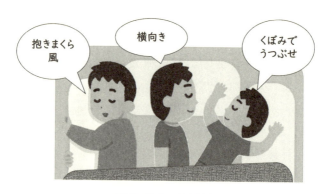

図27　枕のコの字置き

　睡眠中に深部温が上がらないほうがいいので、寝具選びにも、頭に熱を溜め込まないという視点が望ましいです。冷えていたほうがいい脳の近くにある枕にとって、最も大切なのは、通気性です。

　化学的に熱を溜めない素材で隙間だらけの構造という最先端の科学の力を集結した深部温の上がりにくい枕が販売されています。理にかなっていますが、値段が高めです。頭寒足熱という言葉が昔からある通り、日本には籐製とか竹製とかの中が空洞の通気性抜群の枕がありますので、お勧めです。

　一方、冷感ウレタン素材でできた枕は、体感はひんやりとして気持ちよいのですが、頭皮や顔から熱を放散することができずに鬱熱し、結果として、深部温を上げてしまうリスクがあるので要注意です。私は真冬でも、通気性のよい枕に、ドライ機能、接触冷感、抗菌防臭などの夏用機能性素材の枕カバーをかけています。タオル生地なども鬱熱せず、汗を吸収しやすいの

でお勧めです。高級ですが、シルクも最適です。

　また、動静脈吻合血管の豊富な手のひらや足の裏を、必要に応じて涼しい環境にさらせる寝具がよいでしょう。その点で、寝袋はお勧めしませんし、手袋や靴下も避けましょう。

睡眠と光

　静かすぎて物音が気になり、再現しにくい睡眠環境より、好みの音楽を流すほうがお勧めですが、照明は完全に暗くするのが理想です。

　多くの人にとって、真っ暗で何も見えない環境は覚醒中には異常で、恐怖や不安さえ覚えます。睡眠には真っ暗闇が理想ですが、恐怖や不安で交感神経が優位になってしまうような場合は、ほんのり薄明かりがあってもよいでしょう。視覚障害などがあると、睡眠に最適な照度は変わりますので、主治医と相談してください。

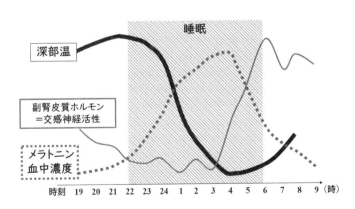

図28　深部温、メラトニン、自律神経の概日リズムと睡眠の関係

図28（P233）の通り中央時刻と起床時刻の間に、体温が最低となり、自律神経が交感神経優位に変わるタイミングがあります。体内時計が刻む概日リズムの起始点です。この変曲点と一致して、上昇から低下に変曲するのが、メラトニン血中濃度です。

　リラックスレベルの22時頃、睡眠に向かって体温が下がり、副交感神経が優位になり、ほうっておけば眠るという段階で、ぐいっと台頭するのがメラトニンです。3因子が、同時に変曲点を迎えるのはおもしろいようですが、同じ体内時計に従っている自然の摂理です。体温を調節するのは、ズバリ自律神経なので、変曲点が一致するのは当然ですが、メラトニンの日内変動に大きな影響を与えているのは、体温と並ぶ概日リズムの同調因子である「光」です。

　光の情報は、目から入ります。まぶたを閉じていても、視覚障害があっても、光の情報は視神経に届き、両眼の視神経が交わる視交叉で、光の情報の大きさは最大になります。松果体は、この視交叉の真後ろにあり、光情報をヒントに、直接、メラトニン分泌を調節します。

　調節のルールは、強い光で分泌を抑制することと、起床後、変曲点のあとではじめて光を浴びたタイミングで、その約15時間後に1日で最大量の分泌をはじめるタイマーをセットすることがメインです。起床する頃には、メラトニンの分泌は生理的に弱まっているので、朝一番の光の役割はメラトニン分泌の抑制よりも、タイマーのセットの意味合いが大きいです。朝、6時半に目を覚ましてすぐに明るい光を浴びると、理想的な就寝

第4章　睡眠のリズム

時刻である22時には、ちょうどメラトニンの分泌速度がピークに達しています。

　6時に起きて、6時半までに明るい光を浴びると、22時にはメラトニン効果で、眠くてたまらなくなります。メラトニンの血中濃度の上昇は、人間の眠気の原因のひとつです。メラトニンの昼と夜の分泌量の差は100倍以上、血中濃度の差は10倍以上です。朝の光を浴びてから15時間後にタイマーでセットされた、最大量のメラトニン分泌開始から数時間が、最高の就寝タイミングです。

　自律神経と体温は直接の関係ですが、メラトニンの調節分泌は松果体マターですから、生理的体温降下勾配による眠気、メラトニン血中濃度上昇による眠気、アデノシンなど疲労物質の蓄積による恒常性のリバウンドによる睡眠圧の眠気など、調節の異なる眠気や睡眠の制御機構のタイミングを、意図的に合わせることが睡眠マネジメント・テクニックです。

　メラトニンの仕事は眠気を惹起するだけでなく、細胞の修復や免疫の強化など、生命の維持に必要な多くの機能があります。メラトニンにはビタミンCの約5倍の抗酸化作用、すなわちフリーラジカルの除去効果があり、アルツハイマー型認知症などの認知機能の低下を抑えるなどの脳神経保護作用も、この抗酸化作用に由来すると考えられています。また抗酸化作用に加えて、免疫抑制状態では免疫の強化に、急性炎症のような激しい免疫反応のある場合では抗炎症に働くなど、免疫システムを調整する働きもあります。科学的に証明されている睡眠の抗がん機能の機序のひとつが、メラトニンによる異型細胞の発見

と退治だと考えられています。賢いメラトニンは、がんに酸素や栄養を届ける新しい血管の成長を抑制することで、がんの拡大計画に歯止めをかけます。

メラトニンは睡眠に必須のホルモンではなく、あくまで眠気を惹起し、睡眠中に抗酸化作用を発揮するのが役割ですから、メラトニンの血中濃度が低くても睡眠は可能です。とはいえ睡眠中にだけ、細胞を修復して、私たちを若返らせてくれるホルモンなので、毎日しっかり睡眠中に血中濃度を上げないのは、とてももったいないのです。

睡眠の後半に発生するメラトニン分泌の変曲点が、睡眠の概日リズムを決めていて、このタイミングが乱れると、概日リズム睡眠障害、すなわち時差ボケの原因になります。そのため、パイロットなど、職業上の理由による社会的時差ボケには、メラトニンの補充や光療法が古くから利用されています。メラトニンの生理的な分泌量は思春期に入る前にピークを迎え、30代でピークの3分の1、50代になると6分の1程度にまで減ってしまいます。欧米では日本に比べてメラトニンのホルモン補充療法が一般的で、コンビニエンスストアやドラッグストアで快眠サプリとして気軽に手に入れられます。あらゆるホルモン補充療法には、補充によって、天然のホルモン分泌量が抑制されてしまい、本来、分泌するべきときに分泌できなくなるというリスクがありますが、メラトニン補充療法では、そのような副作用の報告がないことも特筆すべき点です。

日本では天然のメラトニンは販売も処方もされていませんが、化学的に合成されたメラトニン受容体作動薬であるラメル

テオンが、2010年に日本ではじめて処方薬発売され、2022年にはジェネリックが解禁されました。ラメルテオンはあくまでメラトニンの眠気作用を利用する睡眠薬なので、ホルモン補充療法にはなりません。

ラメルテオンは、ベンゾ・非ベンゾと呼ばれる古典的な睡眠薬の特徴である筋弛緩作用、前向性健忘、反跳性不眠、学習記憶障害、運動障害、依存性などの種々の有害作用がなく、自然睡眠に近い睡眠誘発作用を生じることが、猫や猿の実験では確かめられています。オレキシン受容体拮抗薬であるレンボレキサントやスボレキサントと並んで、新しい睡眠薬として注目されています。とはいえ、米国の不眠症治療ガイドラインでは認知行動療法が第一選択で、どのような薬剤も推奨されていません。また、新しい薬剤は理論的には先行薬剤より優れていても、長期内服のエビデンスが少ないことに注意が必要です。

加齢とともに分泌量が減るとはいえ、せっかく内製できるのですから、その恩恵に最大にあずかるために睡眠マネジメントを行いましょう。

松果体のメラトニン分泌調節は、光の強さと波長に依存します。光が強いほど、また波長が短いほど、松果体は強く反応します。雨の日でも、人工的な照明より屋外は明るいので、在宅勤務で通勤をスキップできる日も、目覚めてすぐ、窓を開けて太陽の光を浴びましょう。「自然」の光を「直接」見ることがポイントです。

極端な早起きが好きな方も多いのですが、外が明るくなるずいぶん前に目を覚ますのは、あまりお勧めしません。起床から

10時間以内で、生産性を上げたいときは、できるだけ明るい環境が望ましいです。午前在宅などを利用して、最も照度の強い昼頃に出勤し、自然の光を直接浴びるのもよい方法ですね。

　反対に、パフォーマンスも落ちていく日暮れ以降は、強い光をできるだけ浴びない戦略が有利です。コンビニエンスストアの店内灯などは非常に明るいので、商業施設に遅くまでとどまるのは避けましょう。多くのオフィスも通常就業時間以降は、明るすぎます。

　スマホなどから出るブルーライトは、1,000ルクス以上の強い光で、可視光の中では最も短い波長です。メラトニン分泌を抑制しますので、できれば日没以降、せめて起床から15時間後以降は、スマホを見る際にブルーライトをカットするメガネを使用したり、スマホの機能を利用したりして、ブルーライトとの接触を避けましょう。市販のブルーライトカットグラスは、せいぜい50％程度しかカットしてくれませんが、やらないよりはましです。また、スマホの夜間モードや白黒アプリなどで、スマホから出る光とスマホ画面の魅力を減弱させる方法もありますので、合わせて利用していきましょう。

第5章
睡眠外来受診のススメ

睡眠時無呼吸症候群

スリムな女性でもリスクは高い

　ここまで、医療機関の手を借りない、働く人の睡眠マネジメントについて説明してきましたが、最後に睡眠時無呼吸症候群とその治療について紹介します。

　睡眠時無呼吸症候群は、文字通り、睡眠中に呼吸が止まってしまったり、不充分になってしまったりして、そのせいで健康にさまざまな影響を及ぼす状態です。保険診療の対象疾患です。

　正規分布の説明で、医療を必要とするのはプラスマイナス2SDの外だと説明しましたが、日本人を検査すると、半数以上が治療の必要な睡眠時無呼吸症候群です。日本には治療の必要な睡眠時無呼吸症候群をまだ診断されていないけれど、保険治療によって恩恵を受ける可能性の高い人が、2,200万人以上存在すると考えられています。現在保険治療中の患者数は、70万人程度です。

　治療の必要な睡眠時無呼吸症候群の方に、適切な治療を提供することは、睡眠時無呼吸症候群を含むすべての社会人に睡眠マネジメントをお伝えすることと同様、私の使命です。

　睡眠中に呼吸が止まっていれば、間違いなく睡眠時無呼吸症候群ですが、保険診療の適応にはルールがあるので、これまで何度か登場したHSAT（携帯型装置による終夜睡眠ポリグラ

フィー検査）など、高い精度で睡眠と呼吸の状態を把握できる認可医療検査で確定診断します。HSATはその名の通り、自宅で検査を受けられるので、いつもの枕、いつものベッド、いつもの空調、いつものパジャマというレギュラーな睡眠環境で、検査を受けられる点が画期的です。保険点数は900点、自己負担額は2,700円です。

より精密な睡眠検査を自宅で受けることも可能ですが、HSATに比べるとセンサーが増えるので装着は少し複雑で、保険点数は3,750点、自己負担額は11,250円です。

入院して行う精密検査には、検査の保険点数の4,940点のほか、入院料金などがかかるので費用が高く、不慣れな病室での睡眠はあまり快適ではありませんが、検査機器の装着をしっかりチェックしてもらえて、より精度の高い解析ができるという利点があります。入院検査をしている施設は、睡眠診療の専門性が高いので、非典型的な症例や睡眠時無呼吸症候群以外の睡眠障害にも対応できます。

心陽クリニックではまずHSATを行い、結果に応じて、医科治療の開始や歯科医療機関の紹介、在宅または入院による精密検査の追加を行います。入院の場合は、日本睡眠学会認定医療機関を紹介しています。

宅配便で自宅に届く検査機器を、いつもの睡眠環境で装着して、一晩眠るだけでHSATは完了します。

検査を経験した皆様は、もっと大仰だと恐れていたと口を揃えます。じつに簡単な検査ですので、手軽に体験してみてください。ベッドパートナーからの指摘などを含む症状があれば、

保険診療で検査を受けられますし、人間ドックやがん健診のようにスリープドックとして自費でスクリーニングを受けることもできます。多くの健診医療機関で、オプションとして追加できます。会社の費用補助は、健康経営度調査の点数アップにもつながるので、担当部署に導入を進言してみてください。

　睡眠時無呼吸症候群の疾患リスクが高いのは、高度肥満の中年男性というイメージがあるかもしれません。高度肥満の中年男性のリスクが高いのは事実ですが、肥満度にかかわらずアジア人はリスクが高いです。

　睡眠時無呼吸症候群は、ほかの生活習慣病と同様、複数の原因が複雑に絡み合って生じます。気道を取り囲む構造のうち、外周を形成する骨格に対して、舌などの軟部組織による内側の構造のボリュームが大きいという解剖学的なアンバランスは主要な病因のひとつです。この点でアジア人は、顔が扁平で顎が小さく歯列が不整なので、生まれつき不利なのです。図29のように横から顔を見たときに、鼻先と顎の最も突き出た部分（オトガイ点）とを結んだラインは、美容業界では横顔の美しさを決めるひとつの要素といわれます。顎の先と鼻のてっぺんに同時に指を当てようとすると、私の場合、鼻先を通った指は唇に埋まり、顎先には届きません。アジア人の多くが私のように指と唇が接しますが、白人だと鼻先と顎先を結んだ指の遥か遠くに唇があるのです。睡眠時は横になるので、図26（P230）のように重力の影響でさらに気道が狭まります。もちろん、肥満があると舌や頬の内側にも脂肪がつくため、アンバランスは拡大します。しかし、アジア人であるがゆえのリスクは骨格の問

第5章 睡眠外来受診のススメ

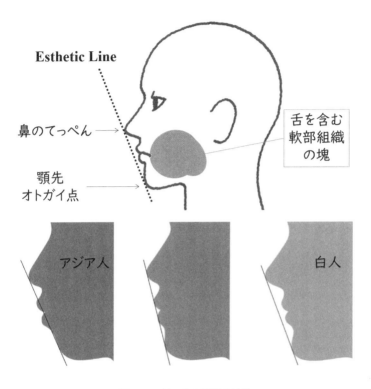

図29 アジア人の横顔の特徴

題なので、肥満度に依存しません。痩せ型小顔の女性でもアジア人のリスクは高いのです。

男性と異なり女性には、性ホルモンの変動があります。第二次性徴期開始から更年期終了までは、女性ホルモンの変動により、睡眠の性質は周期的に変わります。変化が少なく安定している状態が生命活動には有利なので、女性ホルモンの変動は睡眠にもネガティブな影響をもたらすことがありますが、変動によ

る悪影響より睡眠時無呼吸症候群はじめ、多くの生活習慣病に対する女性ホルモンの保護的な作用は大きいのです。最終的に保護作用の高い女性ホルモンを失っていくのですから、更年期は睡眠にとっては苦しい時期です。アジア人の場合は、欧米人に比べて、更年期障害の自覚症状として、ホットフラッシュなどより、不眠が多いことがわかっています。そして、更年期以降の女性はあらゆる生活習慣病のリスクが男性と同等に高まります。

　アジア人に限っては、太っているおじさんだけでなく、若くてスリムな小顔の女性も、エレガントなスレンダーマダムも、睡眠時無呼吸症候群の疾患リスクが高いことを知ってください。

診断と治療

　睡眠時無呼吸症候群には、解剖学的アンバランスのほか、ループゲインという呼吸生理学的な特徴、覚醒閾値の上昇、咽頭開大筋の反応性などの病因があります。単一ではなく複数の病因が混在していることが多いです。どれも生まれつきの性質なので、科学的な薬剤で変えることはできません。そのため物理的な手段で解剖学的アンバランスを調整する治療がメインです。

　睡眠時無呼吸症候群は、放置すると非常に恐ろしい病気である一方で、ほかの生活習慣病と比較しても群を抜いて治療反応性のよい疾病で、治療により睡眠時無呼吸症候群ではない人と同じレベルまで、多くのリスクが低減します。たとえ診断できても、ここまで効果の高い治療ができない疾病はたくさんありますので、治療反応性がよく疾病による健康リスクを完全に低

第5章　睡眠外来受診のススメ

減できる睡眠時無呼吸症候群は、私たち医師にとって、非常に診断、治療しがいのある疾病です。

　睡眠時無呼吸症候群は、終夜睡眠ポリグラフィー検査で測定する、AHI（Apnea Hypopnea Index、無呼吸低呼吸指数）値によって、診断されます。AHI値は、睡眠中の不充分な呼吸の回数を、1時間当たりの平均値として計算したものです。健康な睡眠中は副交感神経優位なので、1分当たりの呼吸数は覚醒時より少なく、10～12回程度です。5～6秒に1回の呼吸ですから、かなりゆっくりですね。つまり1時間当たり600～720回の呼吸数が理想的ですが、呼吸障害によって交感神経優位に傾くと呼吸数は増えるので、1時間当たり1,000回以上の呼吸回数の場合もあります。そのうち、不充分な呼吸が何回あるかを数えて平均したのがAHI値です。

　不充分な呼吸は、各検査機器の測定方法などによってさまざまに定義されています。気流が10秒以上停止する、10秒以上換気量が50％以上低下する、酸素飽和度が3％以上低下する、苦しくて覚醒する、または睡眠が浅くなるなどの条件で判断します。

　AHI値が5以上で睡眠時無呼吸症候群と診断され、その重症度は30以上で重症、15以上30未満で中等症、5以上15未満で軽症と分類されます。

　呼吸の有無や大きさの測定に比べ、睡眠か覚醒かの判断や睡眠の深度の測定は難しいので、「睡眠中」という定義を「臥床中」に置き換えて、AHIに準じる数値として1時間当たりの無呼吸低呼吸イベントであるRDI（呼吸障害指数）やREI（呼吸イ

ベント指数)を測定しているHSATも多いです。

　睡眠時無呼吸症候群の治療は睡眠衛生指導による体位療法のほか、医科で借りられる専用の機器から装着したマスクを通して鼻に空気を押し入れて、物理的に気道を拡げるCPAP (Continuous Positive Airway Pressure、持続陽圧呼吸)療法と、下顎を前突させるマウスピースを歯科で作製して装着するOA療法が、保険収載されています。外科手術の適応がある場合もあります。

　CPAP療法もOA療法も字面で見ると大げさですが、実際にやってみると、とても簡単で効き目があります。化学的な内服ではないので、副作用も、体質による効果の差も少ないという特徴があります。

　治療初日から1時間に50回以上のAHI値が5を下回って、95％の無呼吸低呼吸イベントを抑制し、簡単に治療目標を達成できるので、皆様、たいへん喜んでくださいます。

睡眠不足と酸素不足

　本書では、皆様に、「とにかく、たくさん、寝ること」をお勧めしてきました。ところが、睡眠時無呼吸症候群を未治療のまま放置すると、充分な臥床時間を確保しても、睡眠が分断化したり、N3が減少したりして、睡眠不足と同じ状態になり、健康リスクが下がらないのです。

　睡眠不足による悪影響は説明してきた通りで、全死因死亡率、心筋梗塞など、身体の健康はもちろん、メンタルヘルスや生産性、安全への影響があります。

第5章　睡眠外来受診のススメ

　睡眠時無呼吸症候群の問題のひとつは、この睡眠不足です。中途覚醒が多くなってしまうのも問題ですが、覚醒までいかなくてもNREM睡眠の深度が浅くなってしまってN3が短くなったり、分断したり、欠如したりします。前半のN3やREM睡眠は、合計時間が長ければ長いほどいいので、N3が浅くなったり、REM睡眠が中断したりすると、理想的な睡眠から遠のきます。あおむけでは重力によって、REM睡眠では筋弛緩によって、無呼吸低呼吸イベントが起こりやすくなります。特にN3が短くなることは、保険診療上、睡眠時無呼吸症候群を治療する最大の理由に位置づけられています。

　睡眠時無呼吸症候群の問題は、睡眠不足だけではありません。睡眠不足では、リラックス状態の副交感神経優位の状態が減り、交感神経優位の状態が増えるために、循環系の負荷が高まります。睡眠時無呼吸症候群では、睡眠不足による循環系の負荷に、酸素不足による負荷が加わり、ますます動脈硬化が進みます。

　無呼吸低呼吸イベントによって、肺で行われるガス交換が減ってしまうと、血液に含まれる酸素の量が減り、そのため通常通りの血流量では、末梢の細胞に酸素が届かなくなります。末梢の細胞からの酸素が届かないという声がフィードバックされると、交感神経が優位になり、血圧や脈拍を上げて、血流を増やして不足分に対応しようとします。血圧や脈拍が増えれば、血管壁にかかるストレスが増えて、動脈硬化が進みます。血圧や脈拍が増えるので心臓の仕事が増えて、心臓にも負担がかかります。心臓はその負担をやわらげるために、循環する血

液の量を減らそうとします。睡眠中は水分を摂っていないので、その負担は酸素不足のせいであって、循環血漿量過剰のせいではないのですが、心臓に与えられている仕事量の調節機能は、利尿による循環血漿量の減少しかありません。負担を軽減したい心臓は、心房性ナトリウム利尿ペプチドという尿を出そうとするホルモンを分泌します。これが、睡眠時無呼吸症候群患者が尿意で中途覚醒する機序です。

　覚醒閾値の高い睡眠時無呼吸症候群患者は、酸素飽和度が下がった息苦しい酸欠の状態でも、なかなか覚醒しないという特徴がありますが、さすがに強い尿意には抗えません。覚醒閾値が高くても、無呼吸によってNREM睡眠が浅くなり、尿意によって覚醒してしまうので、睡眠不足症状も加速します。

　睡眠時無呼吸症候群の睡眠不足と酸素不足によって動脈硬化が進めば高血圧になり、さらに動脈硬化性の疾患、高血圧性の疾患のリスクが高まります。特に心筋梗塞、心房細動との関連は非常に強いです。心房細動は脳梗塞との関連が深いので、あらゆる致命的な血管イベントリスクを高めます。

　薬を飲んでも目標血圧に降圧できない高血圧症の背景には、睡眠時無呼吸症候群があることが多いです。その他、糖尿病や高尿酸血症との関連も深く、睡眠時無呼吸症候群の治療によって、難治性の生活習慣病のコントロールが容易になることは多いです。

　ベストセラー作家の田中靖浩先生は、『ただの人にならない「定年の壁」のこわしかた』で、体調不良の正体が睡眠時無呼吸症候群だったというエピソードに触れ、伴走者となる主治医

を持つ大切さを説いてくれました。CPAPをはじめてから、ますます健康への意識を高め、私の助言に従って血圧と体重を記録し、ジムで運動し、舌のトレーニングまではじめました。田中先生のアシスタントからは、「CPAPをはじめてから、師匠に怒鳴られることがなくなった」と感謝されました。

　脳ドックでは、田中先生の白質病変が消えてなくなりました。白質病変とは大脳白質の虚血（血の巡りが悪い）部位で、加齢によって発現しますが、その存在や進展は、脳血管障害発症や認知機能低下の独立した危険因子です。加齢によって現れる白質病変の進展速度が止まることは老化の停止を指すのですばらしいことですが、なくなったということはさらに若返ったということです。なんと、心陽クリニックでCPAPを開始してから脳ドックを受けたすべての患者で、白質病変が消えました。

　睡眠時無呼吸症候群の治療によって精神的に安定し、集中力が増し、見た目もぐっと若返って、いろいろな作用の相乗効果で生産性が高まります。睡眠時無呼吸症候群はたいへん深刻な疾病ですから、当然、自覚症状があるだろうと思うかもしれませんが、慣れというのは恐ろしいもので、急性増悪するようなことがない分、眠気や寝起きの頭痛などの自覚症状は全くない方も多いのです。

　順天堂大学教授の谷川武先生による日本のトラック運転手を対象にした研究では、症状の少ない方ほど睡眠時無呼吸症候群の重症度が高いことがわかりました。まさに、睡眠障害は自覚できないのです。

自覚症状のなかった方でも、治療をすると、必ず効果を感じます。夜中にトイレに起きることもなくなりますし、同じ時間臥床していても、疲れの取れ方がすっかり変わって、何より肌がきれいになるので、周囲から若返ったと評判になります。血圧も尿酸値もうまく下がります。ベッドパートナーからはいびきが減ったと喜ばれます。日中の仕事が捗り、精力が湧いてきます。二日酔いも軽くなります。誤った睡眠習慣には、本能をも修飾するリスクがあります。長年睡眠障害を未治療で放置してきた方々の睡眠スタイルは、かなり特殊です。生きるために、長年にわたって独自の睡眠習慣を身につけてしまったのでしょう。しかし、正しく治療を開始すると、その習慣はすぐに好ましい方向に変化し、睡眠障害による症状と同時に特殊な睡眠習慣も整います。好ましい方向への行動変容は簡単です。

　もし、8時間×5日間臥床チャレンジをしても、日中の活力に変化がなければ、睡眠時無呼吸症候群かもしれません。

　ぜひ、まずは8時間×5日間臥床チャレンジをしてみて、変化がなければ、睡眠外来を受診してください。

　心陽クリニックは、初診からオンライン診療を行っています。睡眠時無呼吸症候群の疑いがあれば、HSATを行い、結果に応じた生活習慣の改善や保険診療の開始などをご案内します。睡眠マネジメントで最高のウェルビーイングを手に入れましょう。

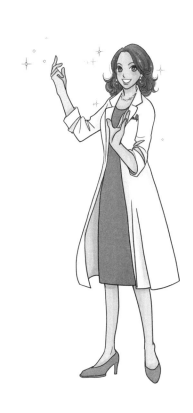

おわりに

　1999年に北海道大学医学部を卒業して、最初の10年間は、麻酔科医として急性期臨床に没頭しました。

　次の10年間は、産業保健、公衆衛生学と出会い、医療機関の手術室の外に、たくさんのLIFEがあることを知りました。

　そして、ちょうどその10年後、医療が必要な人にとっても、まだ必要のない人にとっても、かけがえのない睡眠に目覚め、現在に至ります。

　職業として麻酔科医を選択した時点では、麻酔科医について何も知りませんでしたが、麻酔科医として数年が経つ頃には、天職だと考えるようになりました。

　厳しい修行時代は何度も逃げ出したくなりましたが、当時の先輩医師らからの指導が、麻酔科医としてはもちろん、人として、私の礎となっています。

　学生時代と違い、先輩麻酔科医から教わるのは、麻酔科学ではなく臨床麻酔で、患者の生命の恒常性の維持という麻酔科医の使命をどう果たすのか、理論ではなく実践で叩き込まれました。

　学校で教わった勉強は、これからの人生にどう役立つのかをリアルに想像できず、あまり魅力がありませんでした。ところ

が臨床麻酔のテクニックは人間のリアルな生命に直結し、私の生活の糧となり、その後の人生設計につながりました。

　学生が受ける教育と職場で従業員が受ける育成は、その目的が全く異なります。私だけでなく多くの人にとって、社会に出てから身につけた知見は、学校の勉強に比べ、リアリティがあるのではないでしょうか。

　だから社会人は、仕事の生産性を高めるために業務に関連する自己研鑽に励むと同時に、健康にも関心を持ちはじめます。とはいえ医療や健康にまつわる多くの専門知識は学者や臨床医が発信していて、市井に生きる働く人々にとってはリアリティがありません。だから忙しく働き、社会のために活躍する人々に、健康増進の最善策である睡眠マネジメントで「とにかく、たくさん、寝ること」のすばらしい効能を、リアルな言葉で伝えたいと考えて、本書を創りました。

　睡眠マネジメントが働く皆様のLIFEの価値を高めることを祈っております。

2025年1月

石田陽子

引用文献・参考資料（一部）

1. WHO憲章. 1948
2. 健康づくりのための睡眠ガイド2023.2024
3. 企業の「健康経営」ガイドブック（改訂第1版）. 経済産業省, 2016
4. Why sleep matters — the economic costs of insufficient sleep. A cross-country comparative analysis. Hafner, Stepanek, Taylor, Troxel, & van Stolk, by RAND, 2016
5. Who's sleeping easy?. Matt McLean by The Economist, 2018
6. Total Health-Related Costs Due to Absenteeism, Presenteeism, and Medical and Pharmaceutical Expenses in Japanese Employers. Nagata, Mori, Loeppke, et al., 2018
7. The Economic Burden of Insomnia: Direct and Indirect Costs for Individuals with Insomnia Syndrome, Insomnia Symptoms, and Good Sleepers. Daley, et al., 2009
8. Untreated insomnia increases all-cause health care utilization and costs among Medicare beneficiaries. Wickwire, et al., 2019
9. The return of sleep. Kajitani, 2021
10. Cross-sectional Internet-based survey of Japanese permanent daytime workers' sleep and daily rest periods. Ikeda, 2018
11. Effects of a work schedule with abated quick returns on insomnia, sleepiness, and work-related fatigue: results from a large-scale cluster randomized controlled trial. Djupedal, et al., 2024
12. The Joint Association of Daily Rest Periods and Sleep Duration with Worker Health and Productivity: A Cross-Sectional Web Survey of Japanese Daytime Workers. Ikeda, 2022
13. Work e-mail after hours and off-job duration and their association with psychological detachment, actigraphic sleep, and saliva cortisol: A 1-month observational study for information technology employees. Ikeda, 2021

14. Psychological and Physiological Stress Reactions of Male and Female Assembly Workers: A Comparison between Two Different Forms of Work Organization. Melin, 1999
15. Estimating individual optimal sleep duration and potential sleep debt. Kitamura, Mishima, et al., 2016
16. Fatigue, alcohol and performance impairment. Dawson, Reid, 1997
17. The cumulative cost of additional wakefulness: dose-response effects on neurobehavioral functions and sleep physiology from chronic sleep restriction and total sleep deprivation. Van Dongen, et al., 2003
18. β-Amyloid accumulation in the human brain after one night of sleep deprivation. Shokri-Kojori, et al., 2018
19. Sleep regularity is a stronger predictor of mortality risk than sleep duration: A prospective cohort study. Windred, et al., 2024
20. Clinical Guideline for the Evaluation and Management of Chronic Insomnia in Adults. Sharon Schutte-Rodin, et al., 2008
21. Management of Chronic Insomnia Disorder in Adults: A Clinical Practice Guideline From the American College of Physicians. Amir Qaseem, et al., 2016

著者プロフィール

石田 陽子 (いしだ ようこ)

北海道大学医学部卒業。株式会社心陽CEO・心陽クリニック(本郷睡眠センター)院長。公衆衛生学博士・労働衛生コンサルタント・麻酔科標榜医。高度急性期臨床と公衆衛生(産業保健)、睡眠に関する専門性を活かして、企業の社会的価値と従業員の健康を増進する睡眠健康経営支援に注力している。「はかる」だけでなく「わかる」、そして「かわる」までを約束する睡眠健康診断や科学的でわかりやすいセミナーは、企業に定評がある。

イラスト／村田順子

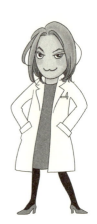

*Dr.Yoko*の睡眠マネジメント
眠るほど、ぐんぐん仕事がうまくいく

2025年2月15日　初版第1刷発行

著　者　石田　陽子
発行者　瓜谷　綱延
発行所　株式会社文芸社
　　　　〒160-0022　東京都新宿区新宿1-10-1
　　　　　　　　　　電話　03-5369-3060(代表)
　　　　　　　　　　　　　03-5369-2299(販売)

印刷所　TOPPANクロレ株式会社

©ISHIDA Yoko 2025 Printed in Japan
乱丁本・落丁本はお手数ですが小社販売部宛にお送りください。
送料小社負担にてお取り替えいたします。
本書の一部、あるいは全部を無断で複写・複製・転載・放映、データ配信することは、法律で認められた場合を除き、著作権の侵害となります。
ISBN978-4-286-25762-4　　　　　　　　　　JASRAC 出 2408919-401